高等医学院校系列教材

供临床医学、医学检验、药学、护理学等专业使用

医学免疫学实验

宋文刚　李雅林　徐英萍　主　编

科学出版社

北　京

内 容 简 介

本书包括46个实验，涵盖基础免疫学实验、临床免疫学实验及设计性实验三部分内容。基础免疫学实验是本书重点介绍的内容，按照实验动物、免疫细胞和免疫分子实验的逻辑顺序编写。实验动物部分既包括了传统的实验动物基本操作、免疫相关动物模型的建立，同时也增加了常用的转基因、基因突变或基因敲除小鼠特点的介绍。免疫细胞实验部分包括免疫细胞分离、分选及功能检测，同时将流式细胞术的分析、分选技术融入相关实验内容。免疫分子实验部分包括了经典的抗体、补体和细胞因子的检测方法，并介绍了Real-time PCR、流式细胞术等免疫新技术。临床免疫学实验部分结合临床检验，使用胶体金斑点层析技术、化学发光技术等检测临床早期妊娠、肿瘤标志物等。设计性实验注重对学生综合能力的培养，使其掌握独立设计综合性实验的能力。本书注重将基础实验与临床实验结合、新理论与新技术结合、验证性实验与综合设计性实验结合，内容丰富。

本书适合作为临床医学、医学检验、药学及护理学等相关专业本科生、研究生的教学用书，同时也适合教师及科研人员阅读参考。

图书在版编目(CIP)数据

医学免疫学实验/宋文刚，李雅林，徐英萍主编. —北京：科学出版社，2014.8

高等医学院校系列教材

ISBN 978-7-03-041512-7

Ⅰ. ①医… Ⅱ. ①宋… ②李… ③徐… Ⅲ. ①医药学–免疫学–实验–医学院校–教材 Ⅳ. ①R392-33

中国版本图书馆CIP数据核字（2014）第176123号

责任编辑：席 慧 / 责任校对：郑金红
责任印制：赵 博 / 封面设计：迷底书装

科 学 出 版 社出版
北京东黄城根北街16号
邮政编码：100717
http://www.sciencep.com

三河市春园印刷有限公司印刷
科学出版社发行 各地新华书店经销

*

2014年8月第 一 版 开本：720 × 1000 B5
2025年1月第十六次印刷 印张：10
字数：201 000

定价：35.00 元

（如有印装质量问题，我社负责调换）

《医学免疫学实验》编写委员会

主　　编　宋文刚　李雅林　徐英萍

编　　委（按姓氏笔画排序）

田兆菊　伊淑莹　刘　凯

李　松　李雅林　杨　华

邴爱英　何　浩　宋文刚

赵亚雪　胡景霞　徐英萍

唐　华　康　莉　景秀丽

焦　贺　魏　萍

主　　审　唐　华

前　言

医学免疫学是生物医学领域中一门基础性、前沿性的学科。随着免疫学突飞猛进的发展，免疫学的基础和临床研究也日新月异。为适应免疫学的发展，新的免疫学技术亦不断涌现，并且广泛渗透到细胞生物学、分子生物学等领域，不论基础研究还是临床研究都离不开免疫学实验技术。通过实验不仅可以帮助学生理解和巩固所学的理论知识，而且可以提高学生操作技能，以及解决问题和处理问题的能力，为将来的工作、学习和研究奠定基础。

为适应不断更新的免疫学教材，丰富和提高免疫学技术的教学内容和质量，使学生既能了解传统免疫学技术，又能掌握现代免疫学实验方法，同时展望免疫学的前沿技术，我们组织编写了《医学免疫学实验》一书，全书分为十一章 46 个实验，包括传统、现代常用的，以及一些前沿的方法和技术，每一个实验都包括实验目的、实验原理、实验材料、实验方法、实验结果、注意事项、思考题等内容，一目了然，通俗易懂。本教材增加了常用的转基因、基因突变或基因敲除小鼠特点的介绍及流式细胞术等新技术检测免疫细胞相关功能，更适合飞速发展的现代免疫学研究的需要。

本书适用于临床医学、医学检验、药学及护理学等专业的专科生、本科生和研究生的免疫学实验教学，并可供免疫学科研人员参考使用。

免疫学实验进展迅速，编写内容必然存在疏漏之处，恳请读者批评指正，提出宝贵意见，以利于我们今后不断完善和提高。

编　者

2014 年 5 月

目　录

第一章 实验动物基本操作

实验动物是生命科学研究的基础和条件，而动物实验是现代生命科学研究的一个重要手段。免疫学实验中，常根据实验目的和要求的不同选用不同的动物。免疫学常见的实验动物有小鼠、大鼠、豚鼠、家兔和绵羊等。本章介绍动物实验的几种基本操作，包括实验动物的抓取、固定、给药、采血等，这些基本操作是免疫学实验中经常用到的，掌握的熟练程度将直接影响实验能否顺利进行。

实验一　实验动物的抓取与固定方法

实验动物的抓取与固定是动物实验操作技术中最基本又很重要的一项基本技能。在进行实验时，为了不损伤动物的健康，不影响观察指标，并防止被动物咬伤，抓取动物前，要限制动物的活动，使动物处于安静状态。工作人员必须对各种动物的一般习性有所了解，掌握合理的抓取和固定方法。具体方法根据实验内容和动物种类而定。操作时要小心仔细、大胆敏捷、熟练准确、不能粗暴，不能恐吓动物，同时要爱惜动物，使动物少受痛苦。

【实验目的】

掌握小鼠与大鼠的抓取和固定，熟悉豚鼠的抓取和固定，了解家兔的抓取与固定。

【实验方法】

1. 小鼠的抓取和固定

（1）从鼠笼盒内将小鼠尾部捉住并提起，放在笼盖（或表面粗糙的物体）上，轻轻向后牵拉鼠尾（图 1-1A）。

（2）在小鼠向前挣脱时，用左手（熟练者也可用同一只手）拇指和示指抓住两耳和颈部皮肤（图 1-1B），环指、小指和手掌心夹住背部皮肤和尾部，并调整好动物在手中的姿势（图 1-1C）。右手即可进行各种操作，如皮下、肌肉和腹腔注射、灌胃，以及其他实验操作。

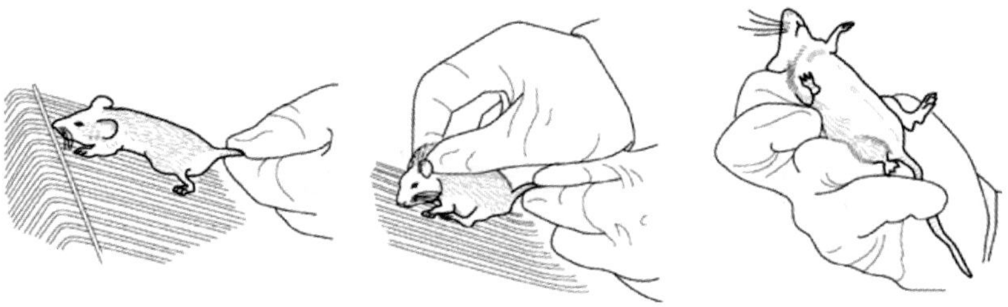

A　　B　　C

图 1-1　小鼠的抓取

（3）如进行解剖手术和心脏采血等操作，均可使动物先取背卧式（必要时先进行麻醉），再用大头针或线绳将鼠前后肢依次固定在木板上。

（4）尾静脉取血或尾静脉注射时，可用小鼠尾静脉注射架固定（图 1-2）；或倒放入适当大小和重量的容器，把小鼠放在里面只露尾巴，这种容器能够压住尾部不让其活动，同时可起到驱赶血液的作用。

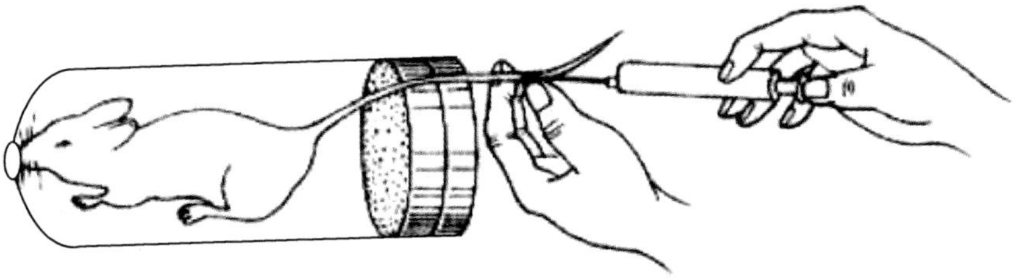

图 1-2　小鼠尾静脉注射架

2. 大鼠的抓取与固定

大鼠的门齿很长，在抓取方法不当而受到惊吓或激怒时易将操作者手指咬伤，所以不要采取突然袭击式的抓取方法，实验者应戴上防护手套（有经验者也可不戴），右手轻轻抓住大鼠的尾巴向后拉，但要避免抓其尖端，以防尾巴尖端皮肤脱落。左手抓紧大鼠两耳和头颈部的皮肤，并将大鼠固定在左手中，右手则可进行操作（图 1-3）。根据实验需要也可进行板式固定或盒式固定，固定方法同小鼠，但固定器材较小鼠大些。

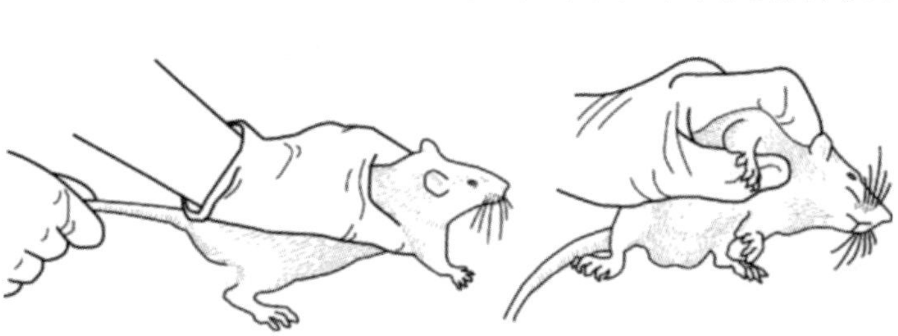

A　　B

图 1-3　大鼠的抓取

3. 豚鼠的抓取与固定

豚鼠胆小易惊，抓取时必须稳、准、迅速。先用手掌扣住鼠背，抓住其肩胛上方，将手张开，用手环握住颈部，另一只手托住其臀部，即可轻轻提起、固定（图 1-4）。其固定方法基本同大鼠。

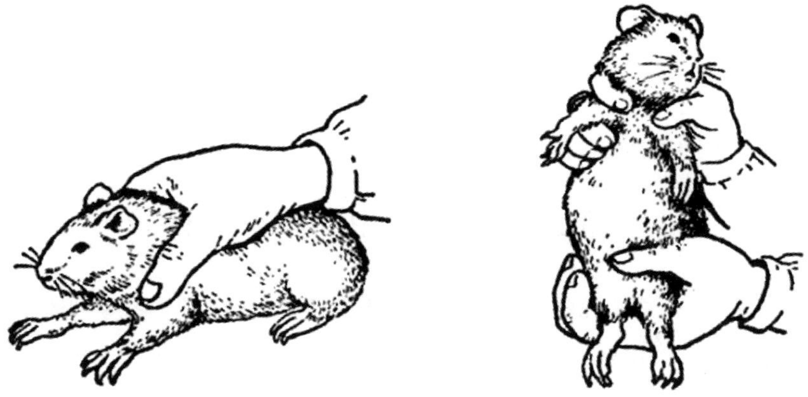

图 1-4　豚鼠的抓取

4. 家兔的抓取和固定

从笼中抓取家兔时，先轻轻打开笼门，勿使其受惊，随之将手伸入笼内，从头前阻拦，兔便匍匐不动。此时用右手把两耳轻压于手心内，抓住颈部的被毛和皮，即可提起兔，然后用左手托住其臀部（图 1-5A）或者托住其腹部（图 1-5B），兔身的重量大部分落入左手上。切忌用手抓家兔的两耳，实验工作中家兔耳部常被用来进行采血、静脉注射等，所以家兔的两耳应尽量保持不受损伤。需要进行手术时，可将家兔固定在兔实验台上，固定四肢，门齿用细绳拴住。另外还有盒式固定法，可进行耳缘静脉注射或采血等操作。

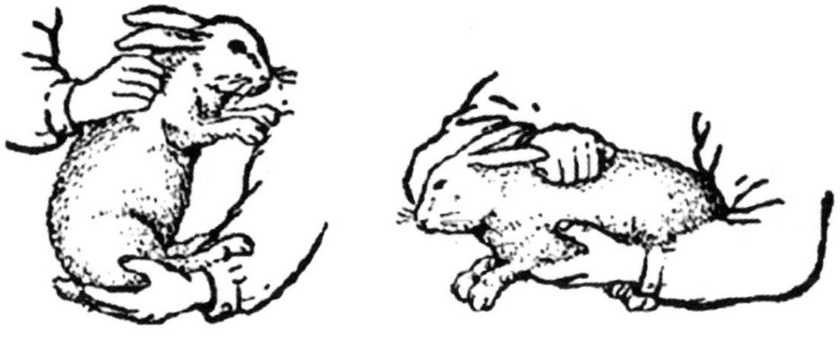

A　　B

图 1-5　家兔的抓取

【注意事项】

1. 动物处于惊吓中勿进行任何操作，可等待片刻，待其安静。
2. 抓取动物切勿犹豫，应该胆大心细，速度要快。
3. 抓取小鼠要注意抓紧其颈部皮肤，使其头部不能转动，可预防被其咬伤，但切记不可太久，以免引起窒息死亡。

【思考题】

小鼠抓取过程中如何预防被其咬伤？

实验二　实验动物的给药方法

在动物实验中，为了观察药物引起的机体功能、代谢及形态等变化，常需要将药物注入动物体内。给药的途径和方法多种多样，可根据不同的实验目的、实验动物和药物剂型、剂量等进行确定。

【实验目的】

掌握小鼠的腹腔注射、灌胃和尾静脉注射给药方法；熟悉小鼠的其他给药方法；了解家兔的给药方法。

【实验方法】

1. 皮下注射给药

皮下注射给药是将药液推入动物皮下结缔组织，经毛细血管、淋巴管吸收进入血液循环的过程。

操作时，常规消毒注射部位皮肤，然后用左手拇指和示指轻轻提起皮肤，右手持注射器，针头取一钝角角度刺入皮下，然后将针头轻轻向左右摆动，如针头易摆动则表示已刺入皮下，再轻轻抽吸，如无回血，可缓慢将药物注入皮下。拔针时，左手拇指、示指捏住进针部位片刻，以防止药物外漏。小鼠注射部位常选腹部两侧或背部的皮肤（图 1-6A），豚鼠取腹部和大腿内侧，家兔取背部大腿内侧或耳根部。小鼠注射量为 0.2～0.5ml，家兔和豚鼠注射量为 0.5～1.0ml。

2. 皮内注射给药

皮内注射给药是将药液注入皮肤的表皮和真皮之间，观察皮肤血管的通透性变化或皮内反应。接种、过敏实验等一般做皮内注射。

将注射部位的被毛剪掉，局部常规消毒，左手拇指和示指按住皮肤使之绷紧，在两指之间，用结核菌素注射器连接 4.5 号针头穿刺，针头进入皮肤浅层，再向上挑起并稍刺入，将药液注入皮内。注射后皮肤出现一白色小皮丘，注射后 5s 再拔出针头，否则药液会从针孔流出。雄性动物皮肤紧密，皮内注射时较雌性动物难度大。做皮内注射常选项背的皮肤（图 1-6B），注射量为每次 0.1～0.2ml。

3. 肌内注射给药

肌内注射给药应选择肌肉发达、无大血管通过的部位。

针头直接刺入肌肉，回抽针栓如无回血即可注射。小鼠体积小，肌肉少，很少采用肌内注射。当给小鼠注射不溶于水而混悬于油或其他溶剂中的药物时，采用肌内注射，注射部位多选大腿部肌肉（图 1-6C），注射量每腿不超过 0.1ml。家兔、豚鼠多选臀部、大腿内侧或外侧，注射量不超过 2.0ml。

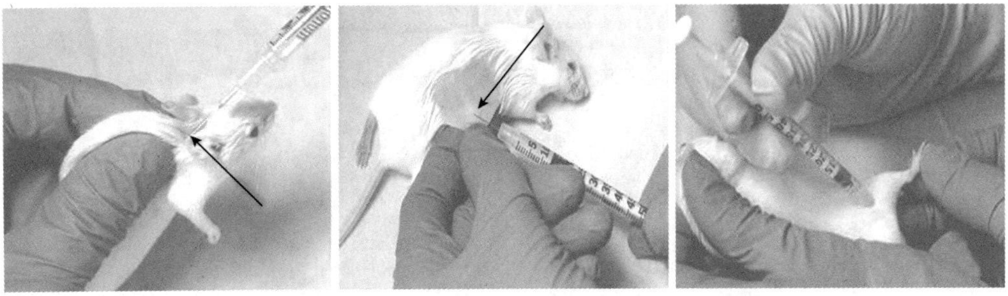

A　B　C

图 1-6　小鼠的皮内、皮下和肌内注射给药

4. 灌胃给药

固定动物，使其头、颈和身体呈一直线。灌胃针头从嘴角进入，压住舌头，抵住上颚，轻轻向内推进，进入食管后会有一个落空感，进入后就可以推注药液了。如遇阻力，应退出后重插，不能强力插，以免穿破食管或误入气管。每只小鼠的灌胃最大容积不超过 0.8ml（图 1-7A）。

5. 腹腔注射给药

用左手捕捉固定动物，使其腹部向上，鼠头略低于尾部，右手将注射针头自下腹部靠近腹白线的稍左侧或右侧刺入皮下，使针头向前推 0.5～1.0cm，再以 45°角穿过腹肌刺向腹腔，此时有落空感，回抽无肠液、尿液和血液后缓慢注入药液。注射完药物后，缓缓拔出针头，并轻微旋转针头，防止漏液。小鼠腹腔注射的给药量为 0.5～1.0ml（图 1-7B）。家兔等较大动物注射应先固定，于腹部中线旁侧 1cm 注射，注射量为 5.0ml。

6. 尾静脉注射给药

（1）小鼠：固定小鼠后，采用 75%酒精棉球擦拭的方法或者温水浸泡的方法使小鼠的血管充盈。若小鼠的血管很不清楚，推荐采用温水浸泡的方法，水温以不烫手为宜。温水浸泡 2～3min 后，取出小鼠尾巴，用干棉球擦拭，待血管充盈，用酒精棉球擦拭后就可以进针了。若血管还未充盈，可反复用温水浸泡。选择血管，小鼠尾部有 2 条动脉和 3 条静脉，2 条动脉分别在尾部的背侧面和腹侧面，3 条静脉呈“品”字形分布，一般认为左右的 2 条静脉比较容易注射。一般要求进针部位靠近小鼠的尾端，这样若注射失败，还可再向上选择进针点。但是进针部位不能太靠下，因越往下静脉越细，操作越困难，一般以小鼠尾巴下 1/3 的位置为宜。进针时操作者左手示指和拇指固定住小鼠的尾巴，让小鼠的尾巴在经过拇指后向下弯曲，进针点靠近拇指指甲。针头和血管呈约 30°角，针尖斜面朝上，轻轻挑刺入皮肤后针头立即和血管平行，可将针头刺入血管多半（图 1-7C）。正常情况下，推注的过程应无明显阻力，血管也不鼓起。推注药液时动作宜轻柔，若发现血管鼓起，则表明针头未刺入血管，需立即拔出针头。拔出针头后，用拇指按注射部位 1～2min，防止出血。

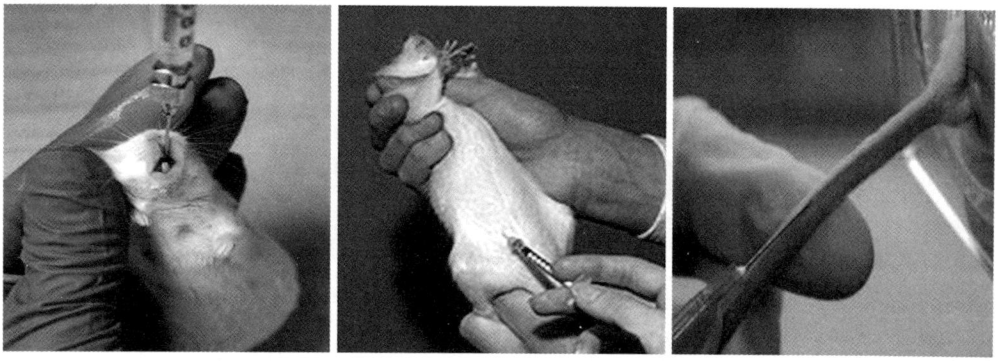

A　　B　　C

图 1-7　小鼠的灌胃、腹腔和尾静脉注射给药

（2）家兔：将手伸入兔笼内，于兔头前阻拦其跑动，当其匍匐不动时，右手抓住颈部皮肤，将兔提起，左手随之托住其臀部。将家兔按于桌上，一手轻轻按其颈部，一手轻挟耳根，使耳向前。剪去耳缘被毛，用酒精棉球轻轻按摩耳翼，压迫耳根部静脉，使耳缘静脉扩张（图 1-8A）。用左手拇指与中指、示指抓住耳尖部，右手从耳尖部边缘平行进针（图 1-8B），试推少量注射液，如果感觉无阻力，局部也无隆起、血管变色，表示已进入静脉，可将注射液缓缓注入。若注射有误，则注射时阻

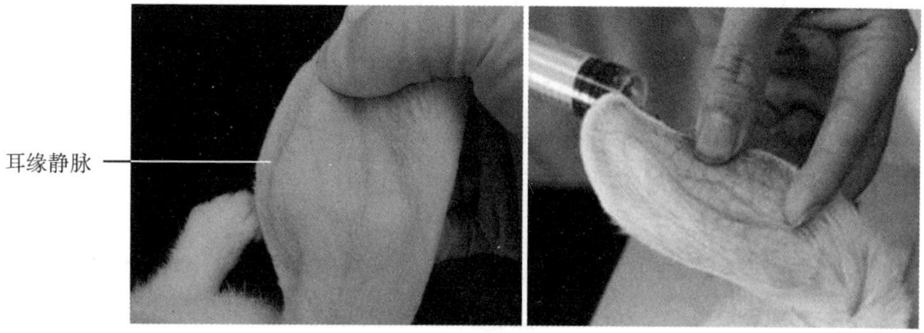

A　　B

图 1-8　家兔耳缘静脉注射给药

力很大，应拔出针头重新刺入血管，逐步向耳根部移位。注射完毕后用干棉球压住注射部位，然后拔出针头，再按压片刻即可。注射部位一般选择耳外缘静脉，易固定，表浅；耳内缘静脉深，不易固定，故不常用。

【注意事项】

1. 在抓取动物前应该准备好注射器，吸取药物后将空气排空再进行注射。
2. 腹腔注射切勿将针头刺入过深，以免刺破内脏造成大出血。
3. 小鼠尾静脉注射应该从尾巴的远端开始逐渐向近端靠近。
4. 小鼠灌胃给药时切勿强行进入，应随小鼠的吞咽动作顺势进入，以免误入气管。
5. 小鼠尾静脉给药勿注射混浊的液体。

【思考题】

小鼠的各种给药方法有哪些注意事项？

实验三　实验动物的采血方法

实验研究中，经常要采集实验动物的血液进行常规质量检测、细胞学实验或进行生物化学分析，故必须掌握正确的血液采集技术。采血方法的选择，主要取决于不同的实验目的和所需血量，以及动物种类。

【实验目的】

掌握小鼠尾静脉采血和眼眶后静脉丛采血方法；掌握豚鼠的心脏采血方法；了解其他的采血方法。

【实验方法】

（一）大、小鼠采血方法

1. 剪尾采血

小鼠每次采血量 0.1ml，大鼠每次采血量 0.3～0.5ml。

将鼠固定，露出尾巴，用乙醇涂擦或用温水浸泡使血管扩张，剪断尾尖后尾静脉血即可流出，用手轻轻地从尾根部向尾尖挤捏，可取到一定量的血液。取血后，用棉球压迫止血。此法每只鼠一般可采血十余次，每次采血量 0.1ml。

也可采用交替切割尾静脉方法取血。用一锋利刀片在尾尖部切破一段尾静脉，静脉血即可流出，每次可取 0.3～0.5ml，供一般血常规实验。三根尾静脉可替换切割，由尾尖向根部切割。由于鼠血易凝，需要全血时，应事先将抗凝剂置于采血管中，如用血细胞混悬液，则立即与生理盐水混合。

2. 眼眶后静脉丛采血

小鼠采血量为0.2～0.3ml，大鼠采血量为0.4～0.6ml。

左手抓住鼠耳间头部皮肤，将头按在桌面和鼠笼上，轻压颈部两侧，阻滞静脉回流，使眼球后静脉丛充血，眼球外突（图1-9A）。右手持1%肝素溶液浸泡过的7～10cm玻璃滴管（毛细管端内径1.0～1.5mm，长约1.0cm）或7号针头的1ml注射器，在内眼角与眼球之间轻轻向眼底方向刺入（图1-9B），向眼球后推进4～5mm，当感到有阻力时停止，旋转吸血针头边退出0.1～0.5mm，切开静脉丛，血液自动进入吸血针筒，轻轻抽吸血管（防止负压压迫静脉丛使抽血更困难），当得到所需血量后，即除去颈部压力，同时将采血器拔出。数分钟后同一穿刺部位可重复采血。每次可采血0.2～0.3ml。此法也适用于豚鼠和家兔。

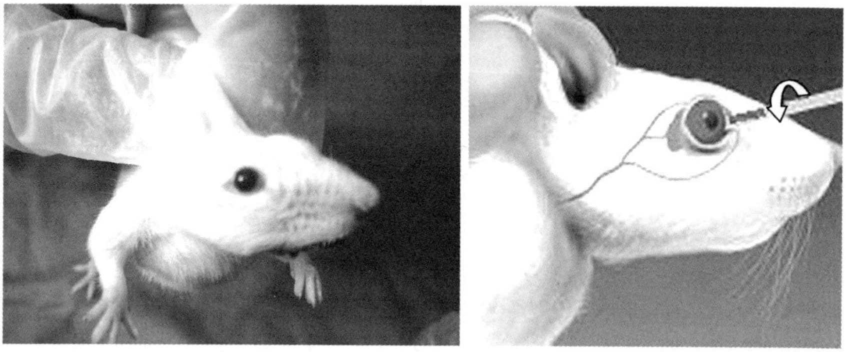

A　　B

图1-9　小鼠的眼眶后静脉丛采血

3. 摘除眼球采血

小鼠采血量为0.6～1.0ml。

用左手将小鼠固定，压迫颈部并拉紧头部皮肤，使眼球突出，将鼠倒置，右手用眼科弯镊迅速夹去眼球，血液极快自眼眶流出或喷出，可规律性挤压胸腔，以便更多血液流出，此法为一次性取血，取血后动物死亡。每次采血量0.6～1.0ml。

4. 心脏采血

小鼠采血量为0.5～0.6ml，大鼠采血量为1.0～1.5ml。

小鼠仰卧位固定，剪去胸前区被毛，皮肤消毒后，用左手示指在左侧第3～4肋间触摸到心脏搏动处，右手持带有4～5号针头的注射器，选择心脏搏动最强处穿刺，当刺中心脏时，血液会自动进入注射器。每次采血量0.5～0.6ml。

（二）豚鼠采血方法

1. 心脏采血

将豚鼠仰卧固定，用左手示指触摸，选择心跳最明显的部位消毒（一般在胸骨左侧第 4～6 肋间)，并用左手稍加固定，右手持注射针垂直刺入心脏，如刺中心脏，注射器有搏动感，血液即流入针管。如无血流出，则将注射器上下稍加移动。若仍不出血，则应立即拔出，切勿来回穿插。心脏采血时所用的针头应细长些，一般用 5～10ml 注射器。

2. 耳缘切口采血

先将豚鼠耳消毒，用刀片沿血管方向割破耳缘，切口约长 0.5cm，在切口边缘涂上 20%枸橼酸钠溶液，防止血液凝固，则血可自切口处流出。此法每次采血量为 0.5ml。

（三）家兔采血方法

1. 耳缘静脉采血

如要采集少量血液，可采用此法。将家兔放在固定盒内，拔去拟采血部位的毛，用二甲苯棉球擦耳缘，使耳部血管扩张，然后涂以无菌凡士林防血凝。用粗针头刺破耳缘静脉或以刀片在血管上切一小口，让血液自然流出即可。取血后用棉球压迫止血。亦可用针头插入耳缘静脉取血，其操作步骤基本与耳缘静脉注射相似。最好有一助手帮助压紧耳根部，这样采血时比较容易。5～10min 内可采血 30～50ml。每 3～4 天可重新采血。

2. 耳中央动脉采血

在兔耳的中央有一条较粗、颜色较鲜红的中央动脉。用左手固定兔耳，右手持注射器，在中央动脉末端，沿着动脉向心方向平行刺入动脉。取血完毕后注意止血。由于兔耳中央动脉易发生痉挛性收缩，因此采血前必须先让兔耳充分充血，当动脉扩张，未发生痉挛性收缩前立即采血（图 1-10）。不要在近耳根处取血，因耳根部软组织厚，血管位置较深，易刺透血管造成皮下出血。此法一次可取血 30～50ml，可每周采血一次。

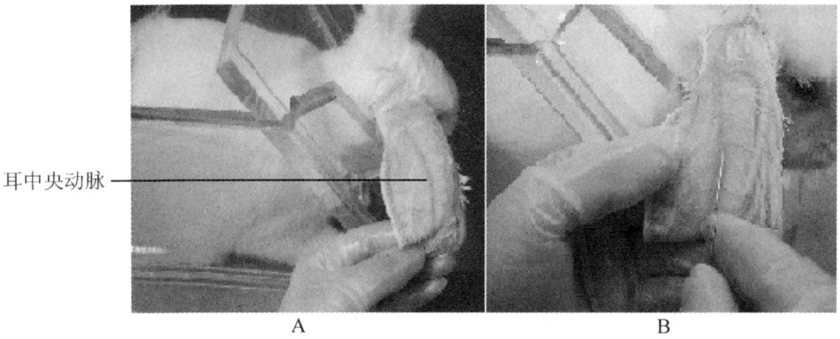

图 1-10　兔耳中央动脉取血

3. 心脏采血

兔心脏采血法和大、小鼠心脏采血法类似，且比较容易掌握。将兔仰卧固定在手术台上，将心脏部位被毛剪去，用乙醇消毒皮肤，选择心搏最明显处穿刺，针头刺入心脏后即有血液涌入注射器。取得所需血量后，迅速将针头拔出，这样心肌上的穿孔易于闭合。经6～7天后，可以重复进行心脏采血。

（四）绵羊颈静脉采血

将羊按倒，捆缚羊蹄，使其颈部伸直，头后仰。剪去颈部一侧羊毛，用碘酒、酒精棉球消毒皮肤，用止血带扎住颈部近心端，使颈静脉怒张突起（注意止血带不可扎得太紧）。左手按压静脉，右手持针头沿血管平行方向向心端刺入。当进入血管后，即感到针头犹入空隙，稍回抽即见血液流出，抽取所需血量。采血完毕，去止血带，用酒精棉球压住针刺处，抽出针头，压迫止血。一般一次采血量为50～100ml。

（五）鸡采血法

1. 静脉采血

将鸡固定，伸展翅膀，在翅膀内侧选一粗大静脉，小心拔去羽毛，用碘酒和酒精棉球消毒，再用左手示指、拇指压迫静脉心脏端使该血管怒张，针头由翼根部向翅膀方向沿静脉平行刺入血管。采血完毕，用碘酒或酒精棉球压迫针刺处止血。一般可采血10～30ml。

2. 心脏采血

将鸡侧位固定，右侧在下，头向左侧固定。找出从胸骨走向肩胛部的皮下大静脉，心脏约在该静脉分支下侧；或由肱骨头、股骨头、胸骨前端三点所形成三角形中心稍偏前方的部位。用酒精棉球消毒后在选定部位垂直进针，如刺入心脏可感到心脏跳动，稍回抽针栓可见回血，否则应将针头稍拔出，再更换一个角度刺入，直至抽出血液。每只鸡可采血30ml。

【注意事项】

1. 采血前务必准备肝素抗凝液。
2. 需要多次采血时，一次采血不可过多，要适可而止。
3. 心脏采血勿将针头左右摇摆，以免刺破心脏。

【思考题】

动物心脏采血的要点及注意事项有哪些？

（胡景霞　何　浩）

第二章 免疫相关疾病动物模型建立

动物疾病模型的复制，是用人为的方法，使动物在一定的致病因素（物理的、化学的、生物的）作用下，造成动物组织、器官或全身一定损害，出现某些类似人类疾病的功能、代谢、形态结构方面的变化或各种疾病，通过这种手段来研究人类疾病的发生、发展规律，为研究人类疾病的预防和治疗提供理论依据。因此，动物疾病模型的复制，在医学科学研究中占有十分重要的地位。本章重点介绍四种常见的免疫实验用动物模型。

实验一　小鼠实验性自身免疫性脑脊髓炎模型的建立

实验性自身免疫性脑脊髓炎（experimental autoimmune encephalomyelitis，EAE）是一种以特异性致敏的 $CD4^+$T 细胞介导为主的，以中枢神经系统内小血管周围出现单个核细胞浸润，以及髓鞘脱失为特征的自身免疫性疾病，是人类多发性硬化（multiple sclerosi，MS）的理想动物模型，在临床神经免疫学的研究中具有重要意义。EAE 的诱导有主动诱导法和被动诱导法两种。主动诱导法是将抗原与佐剂的混合乳剂直接注射至动物体内，经过一定时间的潜伏期，诱导 EAE 的产生。EAE 的被动转移法是将抗原预先激活的蛋白脂蛋白（proteolipid protein，PLP）特异性 T 细胞或髓鞘碱性蛋白（myelin basie protein，MBP）特异性 T 细胞转输给同一品系的正常大鼠或小鼠。本实验主要介绍主动诱导法。诱导 EAE 的抗原主要有 MBP、PLP 和髓鞘少突胶质细胞糖蛋白（myelin oligodendrocyte glycoprotein，MOG）等，这些蛋白质不同肽段的抗原决定簇能导致 EAE 产生不同的临床类型及组织病理改变。对 MBP 和 PLP 敏感的鼠类国内难以获得，而 MOG 的易感鼠 C57BL/6 国内常见。故本实验选用由 MOG 多肽诱导 C57BL/6 小鼠建立 EAE 模型。

【实验目的】

掌握 EAE 模型制备原理；熟悉小鼠的免疫方法和免疫后小鼠的神经功能评分；了解小鼠脑部病理切片的制备。

【实验原理】

MOG 作为一种表达在髓鞘膜和少突胶质细胞最外层的跨膜蛋白，在体内含量仅为髓鞘总蛋白的 0.05%～0.1%，却具有高的免疫原性。它诱发的 EAE 是一种抗体介导的、$CD4^+T$ 细胞依赖的自身免疫性疾病，且疾病的发生与动物的性别无关，有别于其他髓鞘抗原。实验表明 MOG 是唯一既能引起 T 细胞反应又能引起脱髓鞘抗体反应的髓鞘自身抗原，近年来，MOG 作为一种致脑炎性髓鞘抗原被广泛运用。

$MOG_{35\sim55}$ 多肽是 MOG 蛋白的胞外区致脑炎抗原决定簇之一，位于髓鞘的最外面，更易受到袭击。C57BL/6 作为一种常见鼠，国内容易获得，且遗传背景清楚，是遗传学家使用最广和最重要的实验鼠，常用来做基因工程小鼠。故本实验选择 $MOG_{35\sim55}$ 作为免疫原，诱导 C57BL/6 小鼠 EAE 模型。

【实验材料】

（1）C57BL/6 雌性小鼠，6～8 周龄，体重 15～18g。

（2）鼠源 $MOG_{35\sim55}$ 多肽、百日咳杆菌菌液、卡介苗、完全弗氏佐剂、PBS 溶液（pH7.4）、4%多聚甲醛。

【实验方法】

1. 实验动物饲养

饲养条件为清洁级，任意饮食。实验期间瘫痪和濒危鼠予以单笼饲养，鼠粮用水浸软后喂给。

2. 抗原的处理

3.0mg $MOG_{35\sim55}$ 多肽用 1.0ml PBS 液溶解，抽吸到 2.5ml 玻璃注射器中；取 CFA 1.0ml，抽吸到 2.5ml 玻璃注射器中。用管子将两个注射器口对接，放于冰上，反复推拉约 1.5h，直至将乳化产物滴于水中晃之不散即为乳化完全。

3. 免疫小鼠

小鼠免疫采用鼠蹊一点加背部三点皮下注射的方法，每只小鼠注射乳化产物 0.2ml，由两人合作完成。具体操作如下：一人固定鼠，另一人将小鼠皮肤轻轻提起，示指轻按其皮肤，使其形成一个三角形小窝，手持注射器从三角窝下部刺入皮下，轻轻摆动针头，如易摆动时则表明针尖在皮下，此时可将 0.05ml 乳化产物注入，针头拔出后，以左手针刺部位轻轻捏住皮肤片刻，以防流出。其他三点同上。

免疫后立即腹腔注射百日咳菌稀释液 0.1ml；48h 后再次腹腔注射百日咳菌稀释液 0.1ml。6 天后再按上述方法用同等剂量抗原的乳化产物加强免疫。

4. 实验动物临床症状评估

（1）一般状况：观察造模后至实验结束期间小鼠的精神状态、体重变化、皮毛、饮食、活动等情况。

（2）神经功能评分：观察实验期间小鼠尾部和四肢的运动情况，每天记录一次。用平均临床分值判定疾病的严重程度。其计算方法为：在发病期间，一组内所有动物最高分值的总和除以动物数，即为该组动物的分值。评分参照 Kerier 提出的标准（表 2-1）。

表 2-1　EAE 神经功能评分

局部皮肤反应情况	结果
尾巴无力	1 分
尾巴瘫痪	2 分
单侧后肢轻度无力	2.5 分
单侧后肢显著无力	3 分
单侧后肢瘫痪	4 分
单侧后肢瘫痪伴随对侧后肢无力或者同侧前肢轻度无力	4.5 分
双侧后肢瘫痪	5 分
双侧后肢瘫伴随单侧前肢瘫痪	6 分

（3）实验动物脑部病理改变的观察：MS 的主要病理特征是脑部炎性细胞浸润和蛋白质脱髓鞘，因脑部的变化是反映 EAE 模型建立是否成功的重要标志，所以取小鼠神经组织，石蜡切片、HE 染色后进行观察，并比较不同组之间的差异。具体方法如下：

①取症状高峰期的模型组和正常组小鼠，腹腔注射 2%戊巴比妥钠 0.2ml 将小鼠麻醉。

②打开胸腔暴露心脏，用 16 号套管针从左心室插入，进入主动脉弓，结扎固定，拔出针心，剪破右心耳，注射预热的生理盐水，快速冲洗，直至血水变清，肝脏变白。再用 4%多聚甲醛冲洗固定，直到尾巴变硬即为固定成功。

③解剖取出小鼠的大脑、小脑、延髓及脊髓，置于 4%多聚甲醛中固定 24h 后，常规石蜡包埋，4μm 切片。

【实验结果】

发病后小鼠的一般表现为食欲下降，体重减轻，皮毛不光滑，弓背，活动量减少。同时，相继出现神经系统症状，表现为尾部无力拖垂（图 2-1C），步履蹒跚，后肢瘫痪（图 2-1D），行动困难，进而发展为四肢瘫痪，神经功能评分最高为 4 分（图 2-1E）。高峰过后小鼠的体质逐渐恢复，但仍有部分小鼠遗留有尾部拖垂的症状，可长达数月。正常对照组未出现临床神经系统症状（图 2-1A、B）。

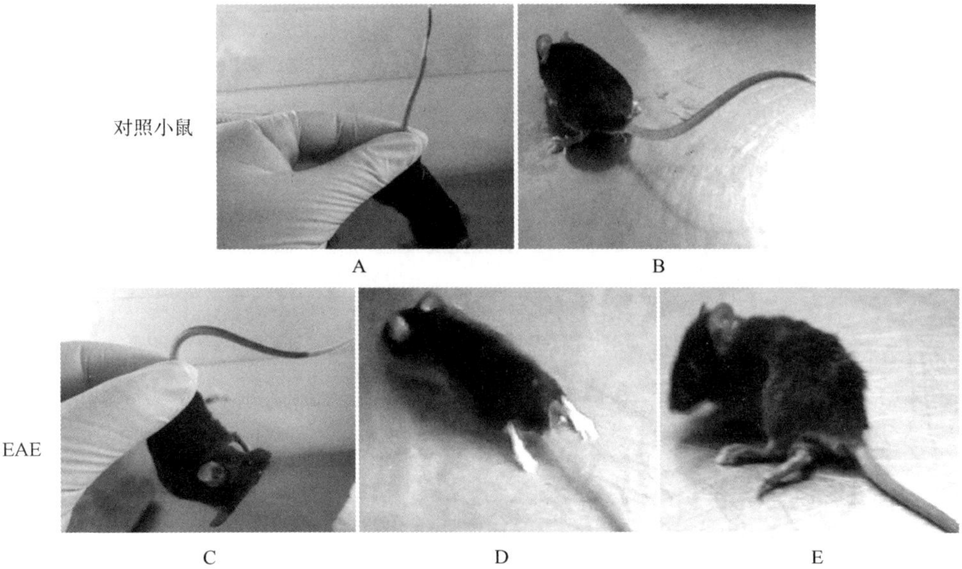

图 2-1　EAE 小鼠的临床表现

A、B. 正常小鼠；C. 1 分 EAE 小鼠；D. 3 分 EAE 小鼠；E. 4 分 EAE 小鼠

【注意事项】

1. 该模型建立成功后小鼠死亡率较高，应选用多只小鼠进行模型制备。

2. 抗原价格较贵，且在抗原乳化和皮下注射过程中易于损耗，应注意节约。

3. 该模型临床病程表现多样化，根据不同的实验目的选择不同时期的模型小鼠进行检测。

【思考题】

为何免疫小鼠需要皮下多处免疫？

实验二　大鼠佐剂性关节炎模型的建立

【实验目的】

掌握大鼠佐剂性关节炎模型制备原理；熟悉大鼠佐剂性关节炎模型制备过程。

【实验原理】

佐剂性关节炎（adjuvant arthritis，AA）是用完全弗氏佐剂（complete Freund's adjuvant，CFA）免疫敏感种系大鼠诱导的一种免疫性动物关节炎模型，其病理过程可分为两个阶段，即原发性反应期和继发性反应期。原发性反应期的病变主要表现为致炎局部的急性炎症反应，继发性反应期的病变为以多发性关节炎为特征的慢性周身炎症，主要为细胞免疫功能紊乱造成的免疫性炎症表现。其组织病理学特点（包括滑膜增生、单个核细胞浸润、软骨及骨组织的破坏）及血中变化与人类类风湿关节炎（rheumatoid arthritis，RA）有很多相似之处，而且具有方法简单、造模药物制备容易、费用较低等优势，可以作为 RA 的比较理想的疾病模型。

【实验材料】

（1）健康雄性 SD 大鼠，清洁级，8 周龄，实验初始体重 200±20g。

（2）卡介苗粉剂、液状石蜡、10%水合氯醛、PBS、RPMI-1640 培养液。

【实验方法】

1. 完全弗氏佐剂的制备

将卡介苗粉剂置于 80℃水浴箱灭活 1h，用液状石蜡配成 10mg/ml 的乳剂，充分研磨混匀即成完全弗氏佐剂。放置于 4℃保存备用，使用前摇匀。

2. 大鼠的处理

模型组每鼠左后足跖底皮内注射 0.1ml 完全弗氏佐剂致炎，正常对照组大鼠左后足跖底皮内注射 0.1ml 生理盐水。

3. 观测指标

（1）一般状况：观察造模后至实验结束期间大鼠的精神状态、体重变化、毛、饮食、活动等情况。

（2）四肢关节局部病变情况：观察实验期间大鼠原发关节病变与继发关节病变。用游标卡尺测量大鼠踝关节肿胀度，每三天测量记录一次。

（3）实验结束时，处死大鼠，取各组大鼠踝关节组织，采用 HE 染色，制作切片，光镜下观察大鼠关节滑膜增生、炎性细胞浸润，以及软骨骨质破坏及关节周织水肿等病理学变化。

（4）踝关节组织的病理切片制作：取踝关节组织，10%甲醛固定 2～3 天硝酸脱钙 48h，石蜡包埋，切片，HE 染色。

【实验结果】

发病后大鼠的一般食欲下降，体重减轻，皮毛不光滑，活动量减少。同时，可见左后足趾及其关节处明显肿胀，前肢也可见肿胀现象。大鼠步履蹒跚，行动困难（图 2-2）。

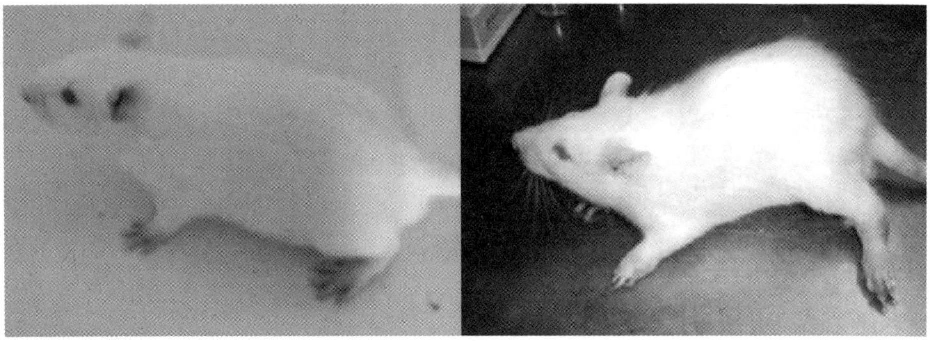

A　　　　B

图 2-2　大鼠关节病变

A. 正常小鼠；B. 模型组小鼠

【注意事项】

大鼠皮肤较紧，皮内注射较易失败，因此各鼠注射量易于有误差，正式造模前要先练习大鼠皮内注射。

【思考题】

简述大鼠佐剂性关节炎的免疫病理损伤机制。

实验三　家兔 Masugi 肾炎模型的建立

【实验目的】

掌握家兔 Masugi 肾炎模型制备原理；熟悉抗血清制备过程。

【实验原理】

家兔 Masugi 肾炎模型临床表现为急进性肾小球肾炎，病理特征类似新月体型肾小球肾炎，它是利用异体抗肾小球基膜（glomerular basement membrane，GBM）抗体直接诱导产生，具有典型的人类新月体性肾炎病理变化。由于该模型具有起病急、病变重、重复性好和制作容易等特点，在研究人类新月体性肾炎的发病机制及探讨疾病的防治措施等方面一直被众多学者所采用。

【实验材料】

（1）绵羊、日本大耳白兔，2.0～2.5kg 的日本大耳白兔，雄性。

（2）羊抗兔 IgG 荧光素标记抗体、兔抗羊 IgG 荧光素标记抗体、肌酐试剂盒、尿素氮试剂盒、卡介苗、液状石蜡、羊毛脂、琼脂粉。

【实验方法】

（一）家兔肾皮质抗原的制备

将日本大耳白兔以25%乌拉坦4ml/kg静脉注射麻醉，以1250U/kg肝素使其全身肝素化。无菌操作剪开腹部，剥离肾动脉、肾静脉，从肾动脉插入静脉留置针，剪开肾静脉，用生理盐水冲洗肾脏直至肾颜色苍白为止，取出肾脏，剥下肾包膜，侧面切开，剪取肾皮质，称重，按生理盐水体积（ml）与肾皮质的质量（g）比为1∶2加入生理盐水，冰浴匀浆后，混匀，–20℃保存备用。

（二）羊抗兔肾皮质抗血清的制备

1. 完全弗氏佐剂的制备

羊毛脂与液状石蜡按1∶5加热混匀，10lb①高压灭菌15min，按5mg/ml加入卡介苗，充分乳化后，保存于4℃备用。

2. 免疫羊及羊血清的获得

（1）免疫方法：将提取的兔肾皮质5g加入等量完全弗氏佐剂，充分乳化后在绵羊背部皮内5点注射；分别于第3周、第5周再用5g家兔肾皮质加入等量完全弗氏佐剂，皮下5点注射加强免疫；第7周用5g家兔肾皮质不加佐剂臀部肌内注射，加强免疫；以后每2周如第7周方法加强免疫1次。

（2）抗体效价检测：于第2次免疫后开始颈静脉采血，琼脂双向扩散法测羊抗兔肾皮质抗血清效价，方法如下：用生理盐水配制1.2%的琼脂凝胶，铺板打梅花孔，兔肾皮质抗原置于中央孔，待测羊血清倍比稀释1∶1～1∶64，滴于周边孔中，生理盐水作为阴性对照，湿盒室温过夜，观察沉淀线情况。每次免疫后第7天采血监测羊抗兔肾皮质抗血清效价，至第6次免疫后测效价为1∶32，检测至第8次免疫效价持续维持在1∶32，此次免疫后第7天绵羊股动脉放血。

（3）血清收集：将免疫8次后的绵羊于末次免疫后第7天，用氯氨酮以25mg/kg肌内注射麻醉后，股动脉放血，离心10min，收集上清血，获得羊抗兔肾皮质抗血清。

（4）抗血清吸附：正常家兔，颈动脉放血，给予肝素抗凝，生理盐水洗涤3次，每次离心10min，获得压积红细胞。取羊抗兔肾皮质抗血清，与等体积正常兔红细胞混匀，保存于4℃环境下过夜，离心10min，收集上清血，置56℃水浴中灭活0.5h，–20℃环境中保存备用。

（三）家兔Masugi肾炎模型的制备

实验前分别收集日本大耳白兔24h尿量以检测尿蛋白总量，另行耳缘静脉采血

---

① 1lb=0.453 592kg

测定血肌酐（creatine，CR）、血尿素氮（blood urea nitrogen，BUN），结果均无异常后注射羊抗兔肾皮质抗血清，按每次 0.5ml 羊抗兔肾皮质抗血清量耳缘静脉注射，每 0.5h 一次，共 4 次；正常对照组不做任何处理。

（四）指标检测

1. 一般状况

观察造模后至实验结束期间家兔的精神状态、体重变化、皮毛、饮食、活动等情况。

2. 24h 尿蛋白总量测定

造模后次日，将各组兔子分别置代谢笼内，收集 24h 后尿液，量取尿液总量，测定总蛋白浓度，按公式 24h 尿蛋白含量=24h 尿液总蛋白浓度/24h 尿量，计算出动物 24h 尿蛋白含量。

3. 血 CR、BUN 含量的测定

造模后次日开始，每周各组家兔耳缘静脉采血测定 BUN、CR。

4. 病理学检查

（1）光镜检查：取小块肾皮质用 10%甲醛固定后，常规脱水，石蜡包埋，制成切片后行 HE 染色。观察肾小球体积大小、肾小球内细胞数、新月体形成（新月体为闭塞肾小囊腔 50%以上的大新月体，不包括小新月体），以及肾小管内蛋白管型等变化情况。

（2）免疫荧光观察：直接免疫荧光法。

羊 IgG 免疫荧光染色：OCT 包埋的肾皮质标本切成 4μm 厚的冷冻切片，滴加 1∶40 稀释的 FITC-兔抗羊 IgG，室温置湿盒孵育 1h，取出用 PBS 缓冲液洗 3 次，每次 5min，甩干后甘油-PBS 缓冲液等量混合封片，置荧光显微镜下观察肾小球内羊 IgG 的沉积分布、形状及荧光强弱程度等，荧光强度以 – 至 ++++ 表示。每份标本至少观察 30 个肾小球。

兔 IgG 免疫荧光染色：OCT 包埋的肾皮质标本切成 4μm 厚的冷冻切片，滴加 1∶40 稀释的 FITC-羊抗兔 IgG，室温置湿盒孵育 1h，取出用 PBS 缓冲液洗 3 次，每次 5min，甩干后甘油-PBS 缓冲液等量混合封片，置荧光显微镜下观察肾小球内兔 IgG 的沉积分布、形状及荧光强弱程度等，荧光强度以 – 至 ++++ 表示。每份标本至少观察 30 个肾小球。

【实验结果】

通过光镜检查、免疫荧光观察综合做出判断。

【注意事项】

1. 在取家兔肾脏过程中应注意家兔处于生存状态。
2. 在收集家兔尿液时注意不要有污染物。

【思考题】

请列举其他常见的肾炎模型及其特点。

实验四　小鼠过敏性哮喘模型的建立

支气管哮喘（简称哮喘）是以气道高反应性（airway hyper reactivity，AHR）、黏液高分泌和嗜酸粒细胞、淋巴细胞、单核细胞等多种炎症细胞浸润为主要特征的慢性气道性疾病。过敏性哮喘动物模型的变应原主要有卵清蛋白（OVA）、尘螨、豚草、花粉、真菌孢子、蟑螂、蛔虫卵等。由于 OVA 来源容易，价格低廉，而且具有很强的免疫原性，因此是最常用于制备哮喘模型的致敏剂。小鼠哮喘模型制作过程分两阶段：致敏与激发。致敏原进入小鼠体内，将刺激以 Th2 型细胞因子分泌为主的免疫反应，引起肺内嗜酸粒细胞聚集、黏液过度分泌等哮喘特征性表现。

【实验目的】

掌握小鼠过敏性哮喘模型制备的过程。

【实验原理】

经过敏原 OVA 刺激的动物机体可产生 IgE 类抗体，此抗体可与肥大细胞、嗜碱粒细胞表面的 IgE Fc 受体结合，使机体处于致敏状态。当致敏机体再次接触相同的过敏原时，过敏原迅速与细胞表面 IgE 结合，使肥大细胞、嗜碱粒细胞脱颗粒，释放出具有生物学活性作用的物质如组胺、缓激肽等，导致机体发生过敏反应。

【实验材料】

（1）卵清蛋白 OVA、氢氧化铝、75%乙醇、瑞氏染液、苏木精、伊红染液等。

（2）1ml 和 5ml 注射器、消毒后的剪刀、眼科弯镊、脱脂棉、自制密闭雾化箱、雾化器、一次性手套。

（3）C57BL/6 小鼠，6～8 周龄、雌性。

【实验方法】

1. 小鼠过敏性哮喘模型的致敏过程

制备卵清蛋白（OVA）1mg 加入氢氧化铝 200mg 和生理盐水 1ml 的混悬液，小鼠腹腔无菌注射混悬液体 0.2ml；7 天后重复注射 1 次。

2. 小鼠过敏性哮喘模型的激发过程

第 14 天，将小鼠置于 8L 的自制密闭雾化箱中，给予 10g/L OVA 溶液雾化激发，1 次/日，30min/次，连续诱导哮喘 1 周。雾化激发时观察到小鼠出现少动、呈背躬姿势、喘息、呼吸急促、口周发绀、大小便失禁、毛色暗淡等表现。

正常对照组：以生理盐水代替 OVA 进行致敏和雾化。

3. 观测指标

（1）过敏性哮喘小鼠的一般表现：观察小鼠过敏性哮喘诱导期间的精神状态、

体重变化、毛、饮食、活动、呼吸道症状（如打喷嚏、呼吸节律）等情况。

（2）组织学观察：小鼠最后一次激发 24h 后，小鼠眼球放血后，打开胸腔取出双侧肺组织，右侧肺浸于组织包埋液中，锡纸包裹后置于液氮罐中 5min，取出后在冰冻切片机上切片，然后 HE 及 PAS 染色，光镜下观察炎症细胞浸润。

（3）支气管肺泡灌洗液细胞计数：小鼠最后一次激发 24h 后，小鼠眼球放血后，行气管切开，插入一次性使用静脉留置针，接 5ml 灭菌注射器，每次以 1ml 生理盐水灌洗，共 3 次。收集支气管肺泡灌洗液离心，收集沉淀细胞，加 0.2ml 缓冲液混悬。吸取 0.1ml 于血球计数板上，显微镜下计白细胞总数；吸取 0.1ml 涂片，瑞氏染色后计嗜酸粒细胞、中性粒细胞、淋巴细胞数。

【实验结果】

过敏性哮喘小鼠与正常小鼠相比：HE 染色显示炎症细胞浸润，杯状细胞增生（图 2-3）；PAS 染色显示糖原染色加重；支气管肺泡灌洗液中细胞总数、嗜酸粒细胞、中性粒细胞、淋巴细胞数均升高。

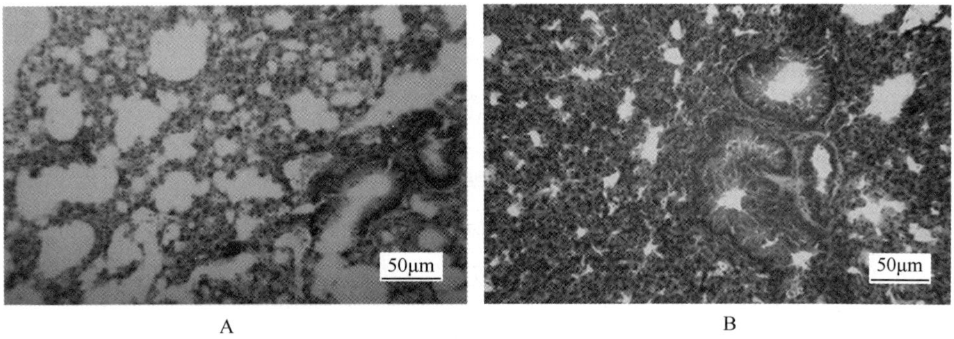

图 2-3　小鼠过敏性哮喘模型中肺组织 HE 染色

A. 正常小鼠；B. 过敏性哮喘小鼠

【注意事项】

1. OVA 与氢氧化铝要充分涡旋混匀。
2. 小鼠年龄、体重等尽可能一致，否则影响实验结果。
3. 最好在 SPF 或 IVC 级的环境中进行哮喘模型制备。

【思考题】

用 OVA 诱导小鼠过敏性反应的原理是什么？

（胡景霞　伊淑莹）

第三章 免疫学常用小鼠品系

实验动物是生物医学研究中十分重要的工具，在科学探索的早期阶段就已投入使用，目前在单个基因的功能研究、各种疾病的发病机制研究和药物的功效和毒性研究等多个领域发挥不可替代的作用。迄今已对多种实验动物的基因组进行了测序，发现实验动物和人类之间存在许多保守基因。在众多的实验动物中，小鼠和人的基因相似度高达 99%，内脏结构、代谢类型、生理病理与人类接近，同时由于小鼠繁殖迅速、繁殖和饲养成本相对较低，使得小鼠成为目前最常用的实验生物模式，在生命科学和生物医药相关领域的研究中扮演着重要的角色。

1929 年，Little 在美国缅因州创建了 Jackson 实验室（Jackson Laboratory，http://www.jax.org/），专门开展小鼠遗传学和人类疾病的研究。如今该研究机构已成为全世界小鼠遗传学研究的圣地，保存有 6500 种以上的小鼠品系，并以每年 600～700 种的速度不断增加，其中转基因小鼠 45 种，基因敲除小鼠 2262 种。各国生命科学实验室中使用的小鼠大多可以追溯到这个研究机构，迄今为止有 26 项诺贝尔生理学或医学奖的成就与该实验室密切相关。在免疫学研究中除了广泛应用的野生型近交系小鼠外，多为在近交系基础上形成的基因突变小鼠和基因修饰小鼠。本节将就免疫学常用的小鼠品系进行简单介绍，获取的信息均参考自 Jackson 实验室网站资料。

一、免疫学常用的野生型近交系小鼠

（一）C57BL 系

1911 年 Little 于 Abby Lathrop 得到动物后开始近亲交配，以 57 号母鼠和 52 号公鼠交配为起源，标为 C57，C57 中毛色固定为巧克力色者称为 C57BR，固定为黑色者称为 C57BL。*H-2* 基因为 $H\text{-}2^b$，其主要特性是血清 IgG 在 20 个月龄前缓慢增加，无菌饲养与普通饲养相比 IgG 绝对量较低，但 IgM 较高。此类小鼠细胞免疫力几乎不随年龄增长而降低，除易于诱导 Th1 细胞反应外，还较易诱发免疫耐受。干扰素产量较高，对化学致癌物诱癌作用敏感性低，但全身经放射线照射后淋巴瘤发生率高达 90%～100%。2002 年第一个小鼠基因组测序计划就是在 C57BL 小鼠上完成的。

C57BL 小鼠是迄今应用最广泛的近交系小鼠之一。目前，Jackson 实验室中该品系小鼠的亚系包括 11 个，即 C57BL/6J（000664）、C57BL/10J（000665）、C57BL/10ScNJ（003752）、C57BL/10ScSnJ（000476）、C57BL/10SnJ（000666）、C57BL/10SxJ（001822）、C57BL/10WtRkJ（001197）、C57BL/6By（000663）、C57BL/6ByJ（001139）、C57BL/6HaJ（009123）、C57BL/6JEiJ（000924）、C57BL/6NJ（005304）。

（二）BALB/c 系

Bagg 从 1913 年开始维持白化小鼠，Dowell 从 1923 年将之近亲交配，Snell 于 1923 年得到第 26 代，此后便传播各地。*H-2* 基因为 $H\text{-}2^d$，其主要特性是：易患慢性肺炎，乳腺癌发病率低，但对致癌因子敏感。BALB/c 小鼠富含网状内皮细胞的器官（如肝、脾）与体重相比，所占比值较大。多数个体于 6 个月龄以后出现免疫球蛋白过多症，主要是 IgG1 和 IgA 增加，而免疫球蛋白的绝对量则因饲养条件而异。此类小鼠易于诱导 Th2 细胞反应，较难诱发免疫耐受。常用于制备单克隆抗体。目前，Jackson 实验室该品系小鼠的常见亚系包括 6 个，即 BALB/cJ（000651）、BALB/cBy（000650）、BALB/cByJ（001026）、BALB/cGaJ（001905）、BALB/cGrRkJ（000921）、BALB/cWtEiJ（001311）。

二、免疫学常用的转基因、基因突变或基因敲除小鼠

（一）基于 GFP 建立的基因报告小鼠

绿色荧光蛋白（green fluorescent protein，GFP）是从水母中提取的能发出绿色荧光的蛋白质，它无需作用底物，在荧光激发下可以直接发光。GFP 性质稳定，可在多种异源生物中表达且无细胞毒性。将 GFP 作为报告系统能够很容易分离得到表达 GFP 的细胞。用适当的倒置荧光光学设备，就能观察到表达荧光蛋白的活细胞在整个胚胎或成体中的分布情况。用酶将成体动物组织或整个胚胎的不同细胞层分离，然后进一步制成单细胞悬液，就可以直接用流式细胞仪进行检测，并能分选得到标记有荧光蛋白的目的细胞。表 3-1 展示的是来自 Jackson 实验室的与免疫相关的几种 GFP 小鼠，更多信息可登陆 Jackson 网站查询。

表 3-1 基于 GFP 的基因报告小鼠

小鼠简称	小鼠品系全称	品系背景	Jackson 编号	小鼠特点
GFP 小鼠	C57BL/6-Tg(CAG-EGFP) 131Osb/LeySopJ	C57BL/6J	006567	小鼠除红细胞和毛发外均可表达增强的 GFP（EGFP）
Foxp3-GFP 小鼠	B6.Cg-$Foxp3^{tm2Tch}$/J	C57BL/6J	006772	Foxp3 是调节性 T 细胞的标志性分子。该小鼠的 Foxp3 与 EGFP 蛋白共表达，EGFP 表达可准确标记 $Foxp3^+$T 细胞群
	C.Cg-$Foxp3^{tm2Tch}$/J	BALB/cJ	006769	

续表

小鼠简称	小鼠品系全称	品系背景	Jackson 编号	小鼠特点
IL-4-EGFP 小鼠	C.129-*Il4*^{tm1Lky}/J	BALB/cJ	004190	小鼠 *Il-4* 基因被 *Il-4*/IRES/EGFP 基因代替，但不影响 *Il-4* 的基因表达活性。该小鼠的细胞激活后 IL-4 与 EGFP 同时表达
CX3CR1-EGFP 小鼠	B6.129P-*Cx3cr1*^{tm1Litt}/J	C57BL/6J	005582	*Cx3cr1* 基因被 *EGFP* 基因所替代，表达 CX3CR1 的细胞能够发生绿色荧光，但不能表达有功能的 CX3CR1 分子

（二）携带特殊表型的转基因小鼠

通过转基因技术，可改变野生型小鼠的基因型，导致细胞表型或功能不同于野生型小鼠。该类小鼠品系众多，常作为实验动物应用于免疫学研究。表 3-2 是来自 Jackson 实验室的与免疫相关的几种携带特殊表型的小鼠，更多信息可登陆 Jackson 网站查询。

表 3-2 免疫学常用的携带特殊表型的小鼠

小鼠简称	小鼠品系全称	品系背景	Jackson 编号	小鼠特点
Thy1.1 小鼠	B6.PL-Thy1a/CyJ	C57BL/6J	000406	该小鼠 T 淋巴细胞携带 *Thy1*^{a}（Thy1.1）等位基因，而正常的 C57BL/6J 小鼠则携带 *Thy1*^{b}（Thy1.2）等位基因，表型不同，但功能类似
CD45.1 小鼠	B6.SJL-Ptprca Pepcb/BoyJ	C57BL/6J	002014	该小鼠携带有 *Ptprc*^{a}（Ly5.1 或 CD45.1）等位基因，而正常的 C57BL/6J 小鼠则携带 *Ptprc*^{b}（Ly5.2 或 CD45.2）等位基因，表型不同，但功能类似
OT Ⅰ 小鼠	C57BL/6-Tg（TcraTcrb）1100Mjb/J	C57BL/6	003831	Tcra-V2 和 Tcrb-V5 转基因小鼠，T 细胞受体（TCR）可以特异性识别鸡卵清蛋白（OVA）$_{257\text{-}264}$ 肽段，常用于研究 $CD8^{+}T$ 细胞对抗原的反应
OT Ⅱ 小鼠	B6.Cg-Tg（TcraTcrb）425Cbn/J	C57BL/6	004194	该转基因小鼠 $CD4^{+}T$ 细胞表达的 TCR 特异性识别 $OVA_{323\text{-}339}$ 多肽，常用于研究 $CD4^{+}T$ 细胞对抗原的反应
DO11.10 小鼠	C.Cg-Tg（DO11.10）10Dlo/J	BALB/c	003303	该转基因小鼠 $CD4^{+}T$ 细胞表达的 TCR 特异性识别 $OVA_{323\text{-}339}$ 多肽，常用于研究 $CD4^{+}T$ 细胞对抗原的反应

（三）免疫缺陷小鼠

免疫缺陷小鼠（immunodeficient mice）是指由于先天性遗传突变或用人工方法造成一种或多种免疫系统组成成分缺陷的小鼠。1962 年 Grist 发现无毛小鼠后，经过实验动物育种学家的努力，不仅将 *nu* 基因导入不同的近交系小鼠，建立了 20 余种近交系裸鼠（nude mice），而且还发现和培育了以 B 细胞功能缺陷为特征的 CBA/N 小鼠、自然杀伤细胞功能缺陷的 Beige 小鼠及 T、B 细胞联合缺陷的 SCID（severe combined immunodeficiency）小鼠等各类免疫缺陷模型。因免疫缺陷小鼠与人类体内免疫系统缺陷具有相似性，所以该类小鼠广泛应用于免疫学、肿瘤学的研究。表 3-3 是来自 Jackson 实验室的常见免疫缺陷小鼠，更多信息可登陆 Jackson 网站查询。

表 3-3　免疫学常用的免疫缺陷小鼠

小鼠简称	小鼠品系全称	品系背景	Jackson 编号	小鼠特点
裸鼠	N U/J		002019	无胸腺，仅有胸腺残迹或异常的胸腺上皮，T 细胞不能正常分化，缺乏成熟 T 细胞的辅助、抑制及杀伤功能，因而细胞免疫力低下，但 B 细胞功能基本正常
	B6.Cg-*Foxn1*^{nu}/J	C57BL/6J	000819	
	CByJ.Cg-*Foxn1*^{nu}/J	BALB/c	000711	
CBA/N 小鼠	B6.CBA-*Btk*^{xid}/AllmJ	C57BL/6J	009361	B 淋巴细胞功能异常，对胸腺非依赖性Ⅱ型抗原刺激不能有效合成抗体，但对其他蛋白类抗原反应正常。可表现为 B 细胞数量减少，血清 IgM 和 IgG3 水平降低
	CBA/CaHN-*Btk*^{xid}/J	CBA/CaJ	001011	
SCID 小鼠	B6.CB17-*Prkdc*^{scid}/SzJ	C57BL/6J	001913	缺乏功能性 T 和 B 淋巴细胞，表现为淋巴细胞减少、低丙种球蛋白血症。造血微环境正常，抗原提呈细胞正常。检测不到 IgM、IgG1、IgG2a、IgG2b、IgG3 或 IgA，胸腺、淋巴结和脾脏淋巴滤泡缺乏淋巴细胞

1. nude 小鼠

裸鼠因先天性无胸腺，其 T 细胞功能缺陷。基因符号为 nu，为隐性突变基因，位于 11 染色体上。1962 年，Grist 在非近交系小鼠中偶然发现个别无毛小鼠。两年后，Flanagan 证实是不同于一般无毛小鼠的突变种，取名为 nude 小鼠。最初这种无毛的小鼠并未得到大家的重视，然而，1968 年斯特拉思克莱德大学的 Pantelouris 发现裸鼠因缺少胸腺而导致严重的免疫缺陷，这才引起了人们的极大兴趣。纯合子裸鼠的主要缺陷特征如下：

（1）毛发生长发育异常，表现为全身形似无毛，呈裸体外表；

（2）无胸腺，仅有胸腺残迹或异常的胸腺上皮，这种上皮不能使 T 细胞正常分化，缺乏成熟 T 细胞的辅助、抑制及杀伤功能，因而细胞免疫力低下，不能执行正常 T 细胞功能，而 B 细胞功能基本正常；

（3）成年裸小鼠（6～8 周）较普通鼠有较高水平的 NK 细胞活性，但幼鼠（3～4 周）的 NK 细胞活性低下，裸鼠粒细胞数较普通小鼠减少。

目前，裸鼠已成医学研究领域中不可缺少的实验动物之一。如在肿瘤学研究中，裸鼠已广泛应用于人源肿瘤的异体移植，并在这种荷瘤小鼠上开展肿瘤发病机制的研究和抗肿瘤药物的筛选，极大地推动了肿瘤学和抗肿瘤药物的发展。在免疫学研究中，应用裸鼠能更有效地研究T细胞、B细胞、NK细胞等的功能，发现了T细胞具有胸腺外发育途径。裸鼠不排斥杂交瘤，因而腹腔内接种的肿瘤细胞得以快速生长，同时产生含高效价抗体的大量腹水，可用于制备单克隆抗体。除此之外，裸鼠在微生物学、寄生虫学、毒理学等研究领域亦受到重视。

2. CBA/N 小鼠

性连锁免疫缺陷小鼠，其B细胞功能缺陷。基因符号为xid，位于X性染色体上。纯合子雌鼠（xid/xid）和杂合子雄鼠（xid/y）对胸腺非依赖性Ⅱ型抗原（如聚蔗糖、右旋糖苷、肺炎球菌多糖体）不能引起应答反应，而对胸腺非依赖性Ⅰ型抗原（如布氏菌脂多糖等）呈正常反应，小鼠体内分泌IgM和IgG的B细胞数量减少，但T细胞功能正常。如果移植正常鼠的骨髓到xid宿主，B细胞缺损可以恢复。相反，把xid鼠的骨髓移植给受射线照射的同系正常宿主，受体动物仍然表现为不正常的表型。所以，性连锁免疫缺陷小鼠是研究B淋巴细胞的产生、功能和异质性的理想动物模型，也是研究人类Bruton氏丙种球蛋白缺乏症和Wiskott-Aidsch综合征的理想模型。

3. SCID 小鼠

严重联合免疫缺陷小鼠，其T细胞和B细胞联合缺陷，基因符号为scid，是隐性突变基因，位于第16号染色体上。此品系小鼠1983年由美国的FoxChase癌症中心的Bosma发现于C.B-17Icr近交系中。纯合子小鼠的主要免疫学特征是血清中无免疫球蛋白，淋巴结、胸腺变小，胸腺无皮质仅由残存的髓质构成，脾脏和淋巴结中淋巴滤泡缺失，T细胞和B细胞数目大量减少，几乎完全丧失T细胞和B细胞的免疫功能。SCID小鼠一般需要饲养于具有SPF屏障系统的环境中，避免致病微生物的感染。其主要的用途包括以下几点。

（1）许多人类寄生虫不能感染小鼠，而SCID小鼠不但可被人类丝虫病病原体感染，出现的病变也与人类相似，因此是研究人类寄生虫病的较好动物模型。

（2）应用于人类肿瘤生物学的研究，SCID小鼠肿瘤移植存活率高达36.9%，一般裸鼠为16.8%。对白血病和恶性肿瘤不但转移率高，而且能广泛扩散，与人体肿瘤生物学行为极为相似。

（3）SCID小鼠是研究淋巴细胞分化作用和调控作用的主要模型，也是研究免疫缺陷与自发性淋巴细胞瘤之间相互关系的主要建模工具。总之，SCID小鼠是继裸鼠出现之后，人类发现的另外一种十分有价值的免疫缺陷动物。

（四）人工制备的免疫细胞或免疫分子缺陷小鼠

1. B6.129S7-*Rag1*^{tm1Mom}/J 小鼠

T细胞的TCR或B细胞的抗原识别受体（B cell receptor，BCR）发育过程中需要Rag重组酶，包括RAG-1和RAG-2。该小鼠人工诱导*Rag1*基因突变，导致体内缺乏成熟的淋巴细胞，包括TCRαβ$^+$T淋巴细胞和BCR$^+$B淋巴细胞。在T细胞发育的场所——胸腺，胸腺细胞为CD4$^-$CD8$^-$细胞，大多数表达IL-2受体，其数量相对未缺陷小鼠为其 1/130～1/15；而在脾和骨髓，不能检测到表达 BCR（膜结合型 IgM 或 IgD）的细胞。该基因突变小鼠对于研究体内 T 和 B 淋巴细胞介导的适应性免疫反应具有重要的价值。

2. C57BL/6-*Rag2*^{tm1Cgn}/J 小鼠

该小鼠人工诱导 *Rag2* 基因突变，T 细胞表达的 TCR 和 B 细胞表达的 BCR 发育障碍，导致体内缺乏 T 淋巴细胞和 B 淋巴细胞。该基因突变小鼠是研究 T、B 细胞发育和适应性免疫反应缺陷的良好工具。

3. B6.FVB-Tg（Itgax-DT R/EGFP）57Lan/J 小鼠

小鼠树突状细胞（DC）的表面标志之一是表达 CD11c 分子，该分子同样表达于部分巨噬细胞。该小鼠为白喉毒素受体（DTR）转基因小鼠，CD11c$^+$细胞表达绿色荧光蛋白（EGFP）并对白喉毒素（DT）敏感。小鼠腹腔注射 DT 可迅速清除脾、淋巴结、肺、肝和黏膜固有层中的 CD11c$^+$DC，以及肺泡、黏膜固有层、metallophillic 和边缘区中的部分巨噬细胞。清除效应持续约 2 天，之后细胞逐步恢复。重复注射 DT 可导致小鼠死亡。将该转基因小鼠骨髓嵌合到正常小鼠，可重复注射 DT 以长时间清除 DC 或巨噬细胞。该转基因小鼠常用于研究单核巨噬细胞的起源和 DC 在免疫反应的功能。

4. C57BL/6-Tg（CLEC4C-HBEGF）956Cln/J 小鼠

DC 主要分为经典型 DC（cDC）和浆细胞样 DC（pDC）。pDC 发育自骨髓，在病毒感染后主要产生 I 型干扰素，具有抗病毒和免疫调节的功能。该小鼠为 DTR 转基因小鼠，*DTR* 基因受 *BDCA2* 基因启动子调控，其特点是体内的 pDC 特异性表达 DTR，注射 DT 可清除血液、脾、肝和淋巴结约 90%的 pDC。该转基因小鼠对于研究 pDC 在免疫反应中的功能具有重要价值。

5. B6(Cg)-*Zbtb46*$^{tm1(HBEGF)Mnz}$/J 小鼠

Zbtb46 分子特异性表达在 cDC 和 cDC 前体，在单核细胞和其他免疫细胞上不表达，是区分 DC 与其他细胞较好的分子标签。该小鼠为 DTR 转基因小鼠，Zbtb46$^+$cDC 对 DT 敏感，但注射 DT 后小鼠在 24～48h 内发生死亡。通常将该转基因小鼠骨髓嵌合到正常小鼠，继而腹腔注射 DT 以清除体内 cDC，但对 pDC、单核细胞、巨噬细胞和 NK 细胞无影响。该转基因小鼠对于研究 cDC 在体内免疫应答中的作用具有重要价值。

6. B6.129S(C)-*Batf3*^{tm1Kmm}/J 小鼠

小鼠体内 cDC 在淋巴组织或器官可分为 CD11c$^+$CD8α$^+$DC 和 CD11c$^+$CD8α$^-$DC，在非淋巴组织常分为 CD103$^+$CD11b$^-$DC 和 CD103$^-$CD11b$^+$DC。CD11c$^+$CD8α$^+$DC 和 CD103$^+$DC 的发育依赖转录因子 BATF3。该小鼠人工诱导 *Batf3* 基因突变，小鼠脾、淋巴结、胸腺缺乏 CD8α$^+$DC，肺、肠道、真皮、肠系膜引流淋巴结、皮肤引流淋巴结缺乏 CD103$^+$CD11b$^-$DC。该基因突变小鼠对于研究体内 DC 亚群具有重要的价值。

7. C.129S2-*Cd1*^{tm1Gru}/J 小鼠

CD1d 分子提呈的糖脂类抗原对 NKT 细胞的发育至关重要。该小鼠编码 CD1d

分子的 *Cd1d1* 和 *Cd1d2* 基因人工诱导突变，导致体内 NKT 细胞发育障碍，NKT 细胞选择性缺失。该基因突变小鼠对于研究 NKT 细胞的发育及 NKT 在疾病模型中的作用具有重要的价值。

8. B6.129P2-*B2m*^{tm1Unc}/J 小鼠

该小鼠编码经典 MHC Ⅰ类分子 B2 微球蛋白的 *B2m* 基因人工诱导突变，细胞表面几乎不表达经典的 MHC Ⅰ类分子。小鼠体内几乎没有 $CD8^+$细胞毒性 T 细胞（CTL），因此 $CD8^+$T 细胞介导的免疫反应缺失，但在特定情况下 $CD4^+$CTL 数量增多用以补偿。该小鼠对于研究 $CD8^+$T 细胞和经典 MHC Ⅰ类分子在疾病模型中的作用具有重要价值。

9. B6.129S2-*H2*$^{dlAb1-Ea}$/J 小鼠

该小鼠经典的 MHC Ⅱ类分子编码基因包括 *H2-Ab1*、*H2-Aa*、*H2-Eb1*、*H2-Eb2* 和 *H2-Ea* 缺失，体内细胞不能检测到经典 MHC Ⅱ mRNA 和分子表达。此外，小鼠胸腺、脾脏和淋巴结中 $CD4^+$T 细胞数量显著降低。该小鼠对于研究 $CD4^+$T 细胞和经典 MHC Ⅱ类分子在疾病模型中的作用具有重要价值。

10. B6.129S2-*Ighm*^{tm1Cgn}/J 小鼠

成熟的 B 淋巴细胞表达 B 细胞抗原受体（BCR），其实质是膜结合型 IgM。该小鼠编码 IgM 的重链基因人工诱导突变，导致膜结合型 IgM 不能表达，因而体内缺乏成熟的 B 淋巴细胞。该基因突变小鼠对于研究体内 B 细胞在疾病模型中的作用具有重要的价值。

11. B6.129S4-*Ccr2*^{tm1Ifc}/J 小鼠

单核细胞分为 $Ly6c^{high}$ 单核细胞和 $Ly6c^{low}$ 单核细胞，其中 $Ly6c^{high}$ 单核细胞可进一步转化为 $Ly6c^{low}$ 单核细胞或巨噬细胞。$Ly6c^{high}$ 单核细胞从骨髓进入血液循环并进一步到达局部组织依赖趋化因子受体 CCR2。该小鼠人工诱导 *CCR2* 基因突变，导致 CCR2 缺陷，使炎症组织募集单核细胞受阻，该基因突变小鼠对研究单核/巨噬细胞在炎症中的作用具有重要的价值。

12. C.Cg-*Gata1*^{tm6Sho}/J 小鼠

转录因子 GATA1 对嗜酸粒细胞的发育非常重要。该小鼠人工诱导 *Gata1* 基因突变，导致 TNF 缺陷，造成体内嗜酸粒细胞缺失，但 GATA1 依赖的其他谱系细胞（如红细胞、巨核细胞和肥大细胞）的发育并不受影响。因此，该基因突变小鼠对于研究嗜酸粒细胞的功能及其在过敏性疾病如哮喘中的作用具有重要的价值。

13. B6.129S-*Tnf*^{tm1Gkl}/J 小鼠

该小鼠人工诱导 *Tnf* 基因突变，导致 TNF 缺陷，脾缺乏 B 细胞定居的淋巴滤泡，不能形成滤泡树突状细胞网络和生发中心。该基因突变小鼠常用于肿瘤疾病模型和肥胖疾病模型的研究。

14. B6.129S7-*Il1r1*^{tm1Imx}/J 小鼠

IL-1 是一种重要的促炎症细胞因子，其发挥作用需要与靶细胞上的 IL-1 受体结合。该小鼠人工诱导 *Il1r1* 基因突变，导致Ⅰ型 IL-1 受体缺陷，使免疫细胞对 IL-1 刺激不能产生有效的生物学反应，从而引发小鼠对一些致炎物诱导的炎症反应缺失，或针对某些致病原的炎症反应程度或类型发生改变。该基因突变小鼠对于研究 IL-1 介导的炎症反应具有重要价值。

15. C.129S2-*Stat6*^{tm1Gru}/J 小鼠

STAT6 转录因子对于 Th2 细胞的分化十分重要。该小鼠人工诱导 *Stat6* 基因突变，因而不能有效诱导 Th2 细胞。体外和体内实验发现该小鼠淋巴细胞对 IL-4 无反应，B 淋巴细胞在抗 IgD 抗体刺激后不能合成 IgE。因而相对于正常小鼠，过敏原对该基因突变小鼠诱导的 Th2 型呼吸道过敏反应较弱。该小鼠常用于体内 Th2 介导的炎症性疾病的研究。

16. B6.129S2-*Il6*^{tm1Kopf}/J 小鼠

IL-6 是一种重要的促炎症细胞因子。该小鼠人工诱导 *Il6* 基因突变，LPS 刺激后血清中不能检测到 IL-6 分子，同时 LPS 刺激的巨噬细胞也不能表达 IL-6mRNA。该基因突变小鼠缺失针对多种病毒感染或组织损伤导致的炎症反应，对研究炎症反应的机制具有重要价值。

17. C.129S7(B6)-*Ifng*^{tm1Ts}/J 小鼠

IFN-γ 是一种重要的促炎细胞因子，能够促进多种免疫细胞的功能。该小鼠人工诱导 *Ifng* 基因突变，导致体内 NK 细胞活性降低，巨噬细胞在病原体刺激下表达 MHCⅡ类分子和合成生物活性物质显著下降，脾细胞在丝裂原或同种异型抗原刺激下增殖、失控。该基因突变小鼠对于研究 IFN-γ 的免疫调节作用具有重要价值。

18. B6.129P2-*Il2*^{tm1Hor}/J 小鼠

IL-2 对于淋巴细胞的活化和增殖非常关键。该小鼠人工诱导 *IL2* 基因突变，胸腺细胞的分化和发育不受影响，脾和淋巴结中的 T 细胞类型和数量并无异常，但对 T 细胞激活剂的反应受损，且 NK 细胞活性降低。该基因突变小鼠在 6～15 周内易患炎症性肠病，在 10～25 周发生死亡，对于研究 IL-2 的免疫调节功能具有重要价值。

19. B6.129P2-*Il10*^{tm1Cgn}/J 小鼠

IL-10 是一种重要的具有负向免疫调控的细胞因子。该小鼠人工诱导 *IL10* 基因突变，导致 IL-10 缺陷。在非 SPF 级的普通环境中饲养可导致淋巴细胞和髓系细胞谱系发生改变、血清淀粉样蛋白 A 水平升高、炎症反应发生异常、大肠腺癌和肠炎发生率增加。该基因突变小鼠在研究 IL-10 的免疫调节中具有重要价值。

20. B6.B10ScN-Tlr4lps-del/JthJ 小鼠

LPS 通过与细胞表面表达的 Toll 样受体 4（TLR4）结合以诱导产生促炎症细胞因子，从而刺激机体产生免疫反应。该小鼠 *Tlr4* 基因自发性突变，从而不能合成 TLR4 分子，以致小鼠针对 LPS 刺激的反应缺失。TLR4 缺陷还可导致小鼠其他促炎细胞因子和效应分子如 TNF、IL-6、CCL2、CCL5、CXCL10、NO 合成酶 2 等表达减弱，是研究识别“危险信号”的 TLR 对机体免疫反应的有效工具（表 3-4）。

表 3-4　常见的人工制备的免疫细胞或免疫分子缺陷小鼠

小鼠品系全称	品系背景	Jackson 编号	小鼠特点
B6.129S7-*Rag1*^{tm1Mom}/J	C57BL/6J	002216	T 淋巴细胞和 B 淋巴细胞发育障碍
C57BL/6-*Rag2*^{tm1Cgn}/J	C57BL/6J	008309	T 淋巴细胞和 B 淋巴细胞发育障碍
B6.FVB-Tg (Itgax-DT R/EGFP) 57Lan/J	C57BL/6J	004509	腹腔注射 DT 可清除 CD11c$^+$细胞，包括 DC 和巨噬细胞
C57BL/6-Tg (CLEC4C-HBEGF) 956Cln/J	C57BL/6J	014176	腹腔注射 DT 可清除 pDC
B6 (Cg) -*Zbtb46*$^{tm1 (HBEGF) Mnz}$/J	C57BL/6J	019506	腹腔注射 DT 可清除 cDC
B6.129S (C) -*Batf3*^{tm1Kmm}/J	C57BL/6J	013755	腹腔注射 DT 可清除淋巴组织中 CD8α$^+$DC 和非淋巴组织中 CD103$^+$CD11b$^-$DC
C.129S2-*Cd1*^{tm1Gru}/J	BALB/cJ	003814	NKT 细胞发育障碍
B6.129P2-*B2m*^{tm1Unc}/J	C57BL/6J	002087	MHC Ⅰ类分子和 CD8$^+$T 细胞缺失
B6.129S2-*H2*$^{dlAb1-Ea}$/J	C57BL/6J	003584	MHC Ⅱ类分子缺失和 CD4$^+$T 细胞数量减少
B6.129S2-*Ighm*^{tm1Cgn}/J	C57BL/6J	002288	BCR 发育障碍，B 淋巴细胞缺失
B6.129S4-*Ccr2*^{tm1Ifc}/J	C57BL/6J	004999	Ly6c^{high} 单核细胞向组织迁移受阻
C.Cg-*Gata1*^{tm6Sho}/J		005653	嗜酸粒细胞发育障碍
B6.129S-*Tnf*^{tm1Gkl}/J	C57BL/6J	005540	TNF 缺陷
B6.129S7-*Il1r1*^{tm1Imx}/J	C57BL/6J	003245	Ⅰ型 IL-1 受体缺陷
C.129S2-*Stat6*^{tm1Gru}/J	BALB/cJ	002828	Th2 发育障碍
B6.129S2-*Il6*^{tm1Kopf}/J	C57BL/6J	002650	IL-6 缺陷
C.129S7 (B6) -*Ifng*^{tm1Ts}/J	BALB/cJ	002286	IFN-γ 缺陷
B6.129P2-*Il2*^{tm1Hor}/J	C57BL/6J	002252	IL-2 缺陷
B6.129P2-*Il10*^{tm1Cgn}/J	C57BL/6J	002251	IL-10 缺陷
B6.B10ScN-Tlr4lps-del/JthJ	C57BL/6J	007227	TLR4 缺陷

（五）基于 Cre-loxP 技术的特定细胞选择性基因敲除小鼠

Cre-loxP 是来自于大肠埃希菌噬菌体 P1 的重组酶系统，Cre 是重组酶，可识别 34bp 长的 DNA 序列 loxP。loxP 两侧各 13bp 构成回文结构，中间 8bp 为非回文结构，所以 loxP 具有方向性。当 DNA 分子上存在两个同向 loxP 序列时，Cre 可将两个 loxP 序列之间的 DNA 片段切出并环化，同时将 loxP 两侧的序列进行连接。当 DNA 分子上存在两个方向相反的 loxP 序列时，Cre 可导致 loxP 之间的序列发生反转。利用这一系统实现条件性基因敲除，通常需要构建两种基因工程小鼠：第一种小鼠称为 loxP 小鼠，在这种小鼠中，在拟敲除基因片段的两侧分别放置一个同向的 loxP 位点，同时 loxP 位点的存在应不影响该基因的功能，loxP 位点的引入通常采用 DNA 同源重组方法；另一种基因工程小鼠称为 Cre 小鼠，通过将 Cre 编码序列置于特定的基因启动子下，可在小鼠体内的特定细胞类型中表达 Cre 酶。实验时，将 loxP 小鼠和 Cre 小鼠进行交配，最后获得 loxP 纯合/Cre 纯合的小鼠。在这类小鼠中，凡是表达 Cre 的细胞，两个 loxP 之间的序列被切除，从而实现组织细胞专一性敲除目的基因（表 3-5、表 3-6）。

表 3-5　免疫学常见的 Cre 工具鼠

小鼠品系全称	品系背景	Jackson 编号	小鼠特点
C57BL/6J-Tg（Itgax-cre，-EGFP）4097Ach/J	C57BL/6J	007567	CD11c$^+$细胞携带 Cre 重组酶。与携带 loxP 小鼠杂交后，可敲除 CD11c$^+$细胞上的特定基因
B6.129P2-$Lyz2^{tm1(cre)Ifo}$/J	C57BL/6J	004781	髓系细胞包括单核细胞、成熟的巨噬细胞和粒细胞表达 Cre 重组酶。与携带 loxP 小鼠杂交后，可敲除单核细胞、巨噬细胞和粒细胞上的特定基因
B6.SJL-Tg(Vil-cre) 997Gum/J	C57BL/6J	004586	小肠和大肠绒毛细胞和隐窝细胞携带重组酶。与携带 loxP 小鼠杂交后，可敲除绒毛细胞和隐窝细胞上的特定基因
B6.129P2(C)-$Cd19^{tm1(cre)Cgn}$/J	C57BL/6J	006785	CD19$^+$B 淋巴细胞携带 Cre 重组酶。与携带 loxP 小鼠杂交后，可敲除 B 淋巴细胞上的特定基因
STOCK Tg(Cd4-cre) 1Cwi/BfluJ	C57BL/6J	017336	CD4$^+$T 淋巴细胞携带 Cre 重组酶。与携带 loxP 小鼠杂交后，可敲除 CD4$^+$T 淋巴细胞上的特定基因
STOCK $Il17a^{tm1.1(icre)Stck}$/J	C57BL/6J	016879	IL-17A$^+$T 淋巴细胞携带 Cre 重组酶。与携带 loxP 小鼠杂交后，可敲除 IL-17A$^+$T 淋巴细胞上的特定基因
C57BL/6-Tg(Cd8a-cre) 1Itan/J	C57BL/6J	008766	CD8$^+$T 淋巴细胞携带 Cre 重组酶。与携带 loxP 小鼠杂交后，可敲除 CD8$^+$T 淋巴细胞上的特定基因
B6.129S4-$Mcpt8^{tm1(cre)Lky}$/J	C57BL/6J	017578	嗜碱粒细胞携带 Cre 重组酶。与携带 loxP 小鼠杂交后，可敲除嗜碱粒细胞上的特定基因
C.129S 4(B6)-$Il13^{tm1(YFP/cre)Lky}$/J	BALB/cJ	017353	Ih2 细胞（innate type 2 helper cells）携带 Cre 重组酶。与携带 loxP 小鼠杂交后，可敲除 Ih2 细胞上的特定基因
C57BL/6-Tg(Pf4-cre) Q3Rsko/J	C57BL/6J	008535	巨核细胞携带 Cre 重组酶。与携带 loxP 小鼠杂交后，可敲除巨核细胞上的特定基因
B6.FVB(129)-Tg (Alb1-cre) 1Dl r/J	C57BL/6J	016832	肝细胞携带 Cre 重组酶。与携带 loxP 小鼠杂交后，可敲除肝细胞上的特定基因
B6.Cg-Tg(Aqp2-cre) 1Dek/J	C57BL/6J	006881	肾脏细胞和精子携带 Cre 重组酶。与携带 loxP 小鼠杂交后，可敲除肾脏细胞和精子上的特定基因
B6.129(Cg)-$Arc^{tm1.1(cre/ERT2)Luo}$/J	C57BL/6J	021881	三苯氧胺可诱导神经元表达 Cre 重组酶。与携带 loxP 小鼠杂交后，可敲除神经元上的特定基因
C57BL/6-Tg(Car1-cre) 5Flt/J	C57BL/6J	016097	大肠上皮细胞携带 Cre 重组酶。与携带 loxP 小鼠杂交后，可敲除大肠上皮细胞上的特定基因
BALB/c-Tg(S100a4-cre) 1Egn/YunkJ	BALB/cByJ	012641	成纤维细胞携带 Cre 重组酶。与携带 loxP 小鼠杂交后，可敲除成纤维细胞上的特定基因
B6.129P2(Cg)-$Cx3cr1^{tm2.1(cre/ERT)Litt}$/WganJ	C57BL/6J	021160	表达 CX3CR1 的单核细胞、树突状细胞、小胶质细胞携带 Cre 重组酶。与携带 loxP 小鼠杂交后，可敲除这些细胞上的特定基因
B6.Cg-Tg（Fabp4-cre）1Rev/J	C57BL/6J	005069	脂肪组织携带 Cre 重组酶。与携带 loxP 小鼠杂交后，可敲除脂肪组织上的特定基因

续表

小鼠品系全称	品系背景	Jackson 编号	小鼠特点
B6.Cg-Tg（Ins2-cre）25Mgn/J	C57BL/6J	003573	胰岛 β 细胞携带 Cre 重组酶。与携带 loxP 小鼠杂交后，可敲除胰岛 β 细胞上的特定基因
B6.129(Cg)-$Krt12^{tm3(cre)Wwk}$/J	C57BL/6J	023055	角膜上皮细胞携带 Cre 重组酶。与携带 loxP 小鼠杂交后，可敲除角膜上皮细胞上的特定基因
B6.Cg-Tg（Lck-cre）548Jxm/J	C57BL/6J	003802	胸腺细胞携带 Cre 重组酶。与携带 loxP 小鼠杂交后，可敲除胸腺细胞上的特定基因
B6.Cg-Tg（Myh11-cre，-EGFP）2Mik/J	C57BL/6J	007742	平滑肌细胞携带 Cre 重组酶。与携带 loxP 小鼠杂交后，可敲除平滑肌细胞上的特定基因
B6.FVB-Tg(Myh6-cre)2182Mds/J	C57BL/6J	011038	心肌细胞携带 Cre 重组酶。与携带 loxP 小鼠杂交后，可敲除心肌细胞上的特定基因
B6.FVB(129S4)-Tg(Ckmm-cre)5Khn/J	C57BL/6J	006475	骨骼肌和心肌细胞携带 Cre 重组酶。与携带 loxP 小鼠杂交后，可敲除骨骼肌和心肌细胞上的特定基因
B6.Cg-Tg(Tagln-cre)1He r/J	C57BL/6J	017491	血管平滑肌细胞携带 Cre 重组酶。与携带 loxP 小鼠杂交后，可敲除血管平滑肌细胞上的特定基因

表 3-6　免疫学常见的 loxP 工具鼠

小鼠品系全称	品系背景	Jackson 编号	小鼠特点
B6.129P2(SJL)-$Myd88^{tm1Defr}$/J	C57BL/6J	008888	与携带 Cre 重组酶的小鼠杂交后，可破坏 Cre^+细胞上 *Myd88* 基因的完整性，影响该分子的表达或功能
STOCK $Tgfb1^{tm2.1Doe}$/J	—	010721	与携带 Cre 重组酶的小鼠杂交后，可破坏 Cre^+细胞上 *Tgfb1* 基因的完整性，影响该分子的表达或功能
B6；129-$Tgfbr2^{tm1Karl}$/J	C57BL/6J	012603	与携带 Cre 重组酶的小鼠杂交后，可破坏 Cre^+细胞上 *Tgfbr2* 基因的完整性，影响该分子的表达或功能
C57BL/6-Fas^{tm1Cgn}/J	C57BL/6J	007895	与携带 Cre 重组酶的小鼠杂交后，可破坏 Cre^+细胞上 *Fas* 基因的完整性，影响该分子的表达或功能
B6.129X1-$H2\text{-}Ab1^{tm1Koni}$/J	C57BL/6J	013181	与携带 Cre 重组酶的小鼠杂交后，可破坏 Cre^+细胞上 *H2-Ab1* 基因的完整性，影响该分子的表达或功能
C.129P2(Cg)-$Il4/Il13^{tm1.1Lky}$/J	—	015859	与携带 Cre 重组酶的小鼠杂交后，可破坏 Cre^+细胞上 *Il4*、*Il13* 基因的完整性，影响该分子的表达或功能
C57BL/6-$Il15ra^{tm2.1Ama}$/J	C57BL/6J	022365	与携带 Cre 重组酶的小鼠杂交后，可破坏 Cre^+细胞上 *Il15ra* 基因的完整性，影响该分子的表达或功能
STOCK *Il2rgtm1.1Asin*/J	—	0022142	与携带 Cre 重组酶的小鼠杂交后，可破坏 Cre^+细胞上 *Il2rg* 基因的完整性，影响该分子的表达或功能
B6；SJL-$Il6ra^{tm1.1Drew}$/J	C57BL/6J	012944	与携带 Cre 重组酶的小鼠杂交后，可破坏 Cre^+细胞上 *Il6ra* 基因的完整性，影响该分子的表达或功能
STOCK $Il7r^{tm1.1Asin}$/J	—	022143	与携带 Cre 重组酶的小鼠杂交后，可破坏 Cre^+细胞上 *Il7r* 基因的完整性，影响该分子的表达或功能
B6.129S1-$Irf4^{tm1Rdf}$/J	C57BL/6J	009380	与携带 Cre 重组酶的小鼠杂交后，可破坏 Cre^+细胞上 *Irf4* 基因的完整性，影响该分子的表达或功能
B6(Cg)-$Irf8^{tm1.1Hm}$/J	C57BL/6J	014175	与携带 Cre 重组酶的小鼠杂交后，可破坏 Cre^+细胞上 *Irf8* 基因的完整性，影响该分子的表达或功能

续表

小鼠品系全称	品系背景	Jackson 编号	小鼠特点
B6.129S6-*Nlrp1b*^{tm1Bhk}/J	C57BL/6J	021301	与携带 Cre 重组酶的小鼠杂交后，可破坏 Cre^{+}细胞上 *Nlrp1b* 基因的完整性，影响该分子的表达或功能
B6.129-*Nlrp3*^{tm1Hhf}/J	C57BL/6J	017969	与携带 Cre 重组酶的小鼠杂交后，可破坏 Cre^{+}细胞上 *Nlrp3* 基因的完整性，影响该分子的表达或功能
B6.129X1-*Notch1*^{tm2Rko}/GridJ	C57BL/6J	007181	与携带 Cre 重组酶的小鼠杂交后，可破坏 Cre^{+}细胞上 *Notch1* 基因的完整性，影响该分子的表达或功能
B6.129S-*Notch2*^{tm3Grid}/J	C57BL/6J	010525	与携带 Cre 重组酶的小鼠杂交后，可破坏 Cre^{+}细胞上 *Notch2* 基因的完整性，影响该分子的表达或功能
C57BL/6-*Rag2*^{tm1Cgn}/J	C57BL/6J	008309	与携带 Cre 重组酶的小鼠杂交后，可破坏 Cre^{+}细胞上 *Rag2* 基因的完整性，影响该分子的表达或功能
STOCK *Bcl2*^{tm1Irt}/J	—	008882	与携带 Cre 重组酶的小鼠杂交后，可破坏 Cre^{+}细胞上 *bcl2* 基因的完整性，影响该分子的表达或功能
B6.129-*Bax*^{tm2Sjk}*Bak1*^{tm1Thsn}/J	B6129SF1/J 或 B6129SF2/J	006329	与携带 Cre 重组酶的小鼠杂交后，可破坏 Cre^{+}细胞上 *bax* 基因的完整性，影响该分子的表达或功能
B6.Cg-*Ccl2*$^{tm1.1Pame}$/J	C57BL/6J	016849	与携带 Cre 重组酶的小鼠杂交后，可破坏 Cre^{+}细胞上 *Ccl2* 基因的完整性，影响该分子的表达或功能
C57BL/6-*Cd1d1*$^{tm1.1Aben}$/J	C57BL/6J	016929	与携带 Cre 重组酶的小鼠杂交后，可破坏 Cre^{+}细胞上 *Cd1d1* 基因的完整性，影响该分子的表达或功能
C57BL/6-*Cd28*^{tm1Ltu}/J	—	024282	与携带 Cre 重组酶的小鼠杂交后，可破坏 Cre^{+}细胞上 *Cd28* 基因的完整性，影响该分子的表达或功能
B6.Cg-*Csf1r*^{tm1Jwp}/J	C57BL/6J	021212	与携带 Cre 重组酶的小鼠杂交后，可破坏 Cre^{+}细胞上 *Cfs1r* 基因的完整性，影响该分子的表达或功能
B6.129-*Ctnnb1*^{tm2Kem}/KnwJ	C57BL/6J	004152	与携带 Cre 重组酶的小鼠杂交后，可破坏 Cre^{+}细胞上 *beta-catenin* 基因的完整性，影响该分子的表达或功能
B6(FVB)-*Cxcl12*$^{tm1.1Link}$/J	C57BL/6J	021773	与携带 Cre 重组酶的小鼠杂交后，可破坏 Cre^{+}细胞上 *Cxcl12* 基因的完整性，影响该分子的表达或功能
C57BL/6-*Cxcr2*^{tm1Rmra}/J	C57BL/6J	024638	与携带 Cre 重组酶的小鼠杂交后，可破坏 Cre^{+}细胞上 *Cxcr2* 基因的完整性，影响该分子的表达或功能
B6.129P2-*Cxcr4*^{tm2Yzo}/J	C57BL/6J	008767	与携带 Cre 重组酶的小鼠杂交后，可破坏 Cre^{+}细胞上 *Cxcr4* 基因的完整性，影响该分子的表达或功能

（唐 华 胡景霞 何 浩）

第四章 细胞培养基本操作

细胞培养是指从生物体内的组织中取出细胞，模拟体内生存环境，在无菌、适当温度及酸碱度和一定营养条件下，使其生长繁殖，并维持其结构和功能的一种培养技术。细胞培养与现代生物技术包括基因工程技术、细胞工程技术、酶工程技术和发酵工程技术有密切关系，特别是在医药领域的发展，如基因工程药物或疫苗的制备、杂交瘤单克隆抗体的制备及基因治疗、体细胞治疗等都离不开细胞培养过程。总之，细胞培养技术在临床学科的基础研究及生物技术产业的发展中起到了关键的核心作用。

体外培养的培养物为单个细胞或细胞群，其生活在人工培养环境中，有以下细胞生物学特性。

一、体内、体外细胞的差异和分化

1. 差异

细胞离体后，失去了神经体液的调节和细胞间的相互影响，在缺乏动态平衡的相对稳定环境中生长，随培养时间的延长易发生分化减弱现象；形态功能趋于单一化或生存一定时间后衰退死亡；或发生转化获得不死性而成为可无限生长的连续细胞系或恶性细胞系。

2. 分化

体外培养的细胞分化能力并未完全丧失，随着环境的改变，细胞分化的表现与体内不同。细胞是否表现分化，关键在于是否存在使细胞分化的条件，如 Friend 细胞（小鼠红白血病细胞）在一定的因素作用下可以合成血红蛋白，杂交瘤细胞能产生特异的单克隆抗体，这些均属于细胞分化。

二、体外培养细胞的分型

1. 贴附型

大多数培养细胞贴附于支持物表面，生长中形成汇片。大多数细胞属此型。失去在体内特有形态。大致分成以下四种类型：成纤维细胞型、上皮细胞型、游走型、多形型。

2. 悬浮型

少数特殊的细胞，胞体圆形，不贴于支持物上，呈悬浮生长。这类细胞容易大量繁殖，如各种源自血液的细胞、骨髓、脾细胞及某些类型的癌细胞、白血病细胞。

三、培养细胞的生长和增殖过程

培养细胞生命期是指细胞在培养中持续增殖和生长的时间。体内组织细胞的生存期与完整机体的死亡衰老基本相一致。正常细胞培养时，不论细胞的种类和供体的年龄如何，在细胞全生存过程中，大致都经历以下三个阶段（图 4-1）。

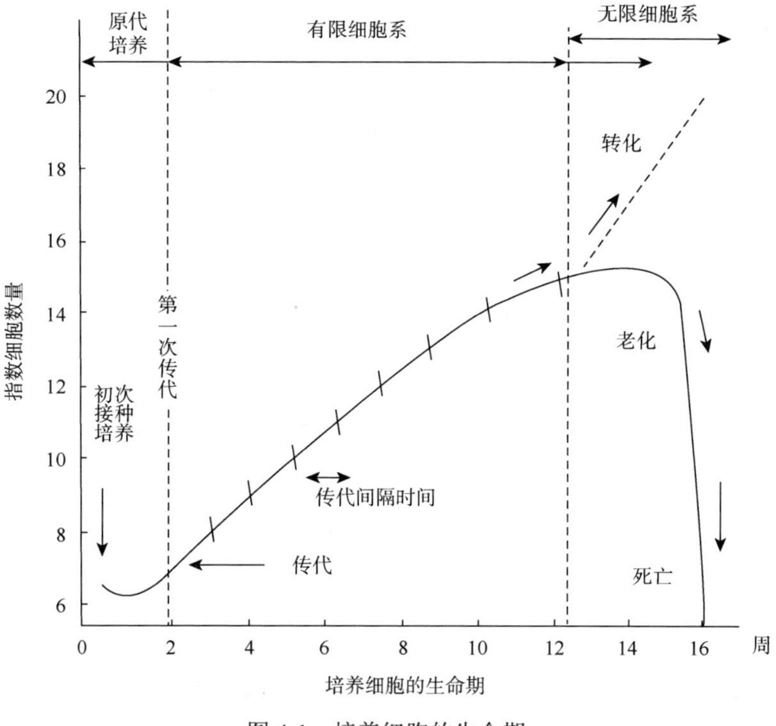

图 4-1　培养细胞的生命期

1. 原代培养期

原代培养期也称初代培养，即从体内取出组织接种培养到第一次传代阶段，一般持续 1～4 周。

2. 传代期

初代培养细胞增殖到一定密度后，细胞需要分离再培养。细胞被分开接种至两个或者更多的培养器皿中（数天到 1 周左右）扩大培养。

3. 衰退期

衰退期细胞仍然生存，但增殖很慢或不增殖；细胞形态轮廓增强，最后衰退凋亡。

初代培养物开始第一次传代培养后的细胞，即称为细胞系。如细胞系的生存期有限，则称为有限细胞系。少数情况下，在以上三期任何一时间点（多发生在传代末或衰退期），由于某种因素的影响，细胞可能发生自发转化即细胞可能获得永生性或恶性性。细胞永生性也称不死性，即细胞获持久性增殖能力，这样的细胞群体称无限细胞系或连续细胞系。

培养细胞一代生存期，细胞传一代后，一般要经过以下三个阶段（图 4-2）。

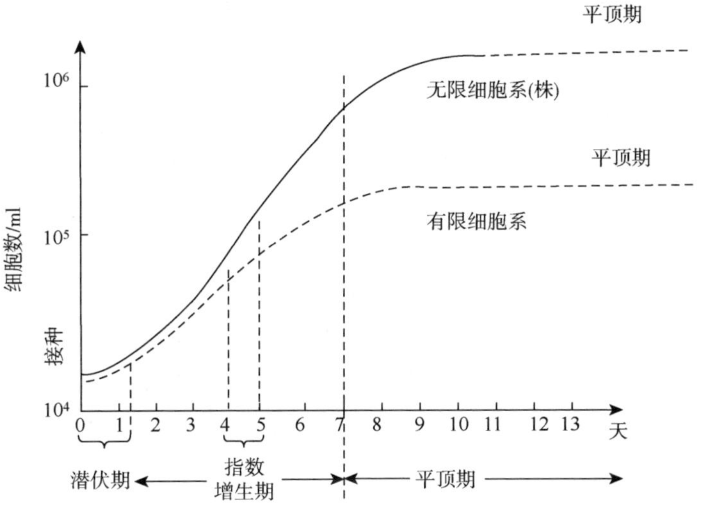

图 4-2　细胞的生存期

1. 潜伏期

潜伏期细胞有生长活动，而无细胞分裂。细胞株潜伏期一般为 6～24h。

2. 指数增生期

指数增生期又称对数期，此期间细胞增殖旺盛，成倍增长，活力最佳，最适合进行实验研究。细胞生长增殖状况可以依据细胞倍增情况（细胞群体倍增时间）及细胞分裂指数等来判断。

3. 停滞期

停滞期可供细胞生长的底物面积已被生长的细胞所占满，细胞数量达饱和密度，细胞虽有活力但不再分裂增殖。细胞虽已停止生长，但仍存在代谢活动并可继续存活一定的时间。此时细胞数量不再增加，故也称平顶期。

实验一　细胞培养器材的准备与无菌操作

【实验目的】

掌握细胞培养使用器材的清洗、消毒方法和无菌操作技术；熟悉细胞培养各种基本仪器的操作使用方法、细胞培养各种基本试剂的配制方法。

【实验方法】

细胞培养需要大量消耗性物品，如玻璃器皿、金属器皿、塑料、橡胶制品、布类、纸类等，因此掌握清洗、消毒知识，学会清洗、消毒方法是从事细胞培养工作必需的。

（一）清洗

离体条件下，有害物质直接同细胞接触，细胞对任何有害物质十分敏感，极少残留物都可以对细胞产生毒副作用。因此，细胞培养中最重要的工作是各种仪器的清洗。清洗后的器皿要求干净透明、无油剂、不含任何残留物。

1. 玻璃器皿的清洗

一般经过浸泡、刷洗、浸酸和清洗四个步骤。

（1）浸泡：新的或用过的玻璃器皿都要先用清水浸泡，软化和溶解附着物。新玻璃器皿使用前先用自来水简单刷洗，然后用5%盐酸浸泡过夜或煮沸30min，中和其中的碱性物质后再清洗；用过的玻璃器皿往往附有大量蛋白质和油脂，干涸后不易刷洗掉，故使用后应立即浸入清水中备刷洗。

（2）刷洗：将浸泡后的玻璃器皿放到洗涤剂水中，用软毛刷反复刷洗。不要留死角，动作要轻柔以防止破坏器皿表面的光洁度。将刷洗干净的玻璃器皿洗净、晾干，备浸酸。

（3）浸酸：浸酸是将刷洗后的器皿浸泡到清洁液即酸液中，通过酸液的强氧化作用清除器皿表面的可能残留物质。清洗液对玻璃器皿无腐蚀作用，去污效果非常明显。浸酸不应少于6h，一般可过夜或更长时间，放取器皿要小心。

酸液可根据需要，配制成不同强度，常用的配制方法如下：

强液：重铬酸钾63g，浓硫酸1000ml，蒸馏水200ml。

次强液：重铬酸钾120g，浓硫酸200ml，蒸馏水1000ml。

弱液：重铬酸钾100g，浓硫酸100ml，蒸馏水1000ml。

配制时应先将重铬酸钾加入水中加热溶解，在缓慢搅动下加入硫酸。

（4）清洗：刷洗和浸酸后的器皿都必须用水充分冲洗，不留任何残迹。浸酸后器皿是否冲洗的干净，直接影响到细胞培养的成败。手工洗涤浸酸后的器皿，每件器皿至少要反复“注水—倒空”15次以上，最后用重蒸水浸洗2～3次，晾干或烘干后包装备用。

2. 橡胶制品的清洗

新的橡胶制品洗涤方法：0.5mol/L NaOH 溶液煮沸 15min，流水冲洗，0.5mol/L HCl 煮沸 15min，流水冲洗，自来水、蒸馏水漂洗 2～3 次，双蒸水或三蒸水漂洗 1 次，50℃烤干备用。用过的胶塞类橡胶制品先用蒸馏水浸泡，然后清洗方法同上。

3. 塑料制品的清洗

塑料制品具有质软、易出现划痕；耐腐蚀能力强，但不耐热的特点。使用器皿后立即用清水清洗，浸于自来水过夜，用纱布或脱脂棉蘸着清洗液刷洗，流水冲洗，晾干，浸于清洗液 15min，流水冲洗 15～20 遍，蒸馏水浸洗 3 次，双蒸水泡 24h，晾干备用。

4. 金属器械的清洗

新的解剖器械应先用纱布擦去防锈油后，用洗涤剂煮沸刷洗，再依次用自来水、蒸馏水和双蒸水冲洗，烤干备用。

（二）包装

对细胞培养用品进行消毒前，要进行严密包装，以避免消毒后外界因素的感染。常用的包装材料有牛皮纸、硫酸纸、棉布、铝饭盒、较大培养皿等。近几年用铝箔包装，非常方便、实用。培养皿、注射器、金属器械等用牛皮纸包装后再装入饭盒内，较大的器皿可以进行局部包扎，如培养瓶和血清瓶只包扎瓶口。

（三）消毒灭菌

消毒灭菌有多种方法，物品不同，采用的方法不同，且每种方法都有一定的适用范围。

1. 物理消毒法

（1）紫外线消毒：紫外线是一种低能量的电磁辐射，可杀死多种微生物。革兰阴性菌最为敏感，其次是阳性菌，再次为芽孢，真菌孢子的抵抗力最强。紫外线的直接作用是通过破坏微生物的核酸及蛋白质等而使其灭活，间接作用是通过紫外线照射产生的臭氧杀死微生物。常用来消毒空气、表面和一些不能用其他方法消毒的物品（如塑料培养板、培养皿等）。紫外灯同被照射物的距离和照射时间要适合。离地面 2m 的 30W 灯可照射 9m^2 房间，每天照射 2～3h，期间可间隔 30min。灯管离地面 2m 以外要延长照射时间，2.5m 照射效果较差。紫外灯照射工作台的距离不应超过 1.5m，照射时间以 30min 为宜。

（2）高温湿热灭菌：压力蒸汽灭菌是最常用的高温湿热灭菌方法。对生物材料有良好的穿透力，能造成蛋白质变性凝固而使微生物死亡。布类、玻璃器皿、金属器皿、胶和某些培养液都可以用这种方法灭菌。不同消毒物品所需的有效消毒压力和时间不同，一般培养液、橡胶制品要求 4.5kg（114℃）10～20min 或 3.6kg（112℃）30min；布类、玻璃制品、金属器械等为 6.8kg（121℃）20min。从压力蒸汽消毒器中取出消毒好的物品（不包括液体），应立即放到60～70℃烤箱内烘干，储存备用。

（3）高温干热消毒：干热灭菌主要是将电热烤箱内物品加热到160℃以上，并保持90～120min，杀死细菌和芽孢，达到灭菌目的。主要用于灭菌玻璃器皿（如体积较大的烧杯、培养瓶）、金属器皿，以及不能与蒸气接触的物品（如粉剂、油剂）。烧灼也是灭菌方法之一，常利用台面上的酒精灯的火焰对金属器皿及玻璃器皿口缘进行烧灼消毒。

（4）过滤除菌：是将液体或气体用微孔薄膜过滤，使大于孔径的细菌等微生物颗粒阻留，从而达到除菌目的。在体外培养时，过滤除菌大多用于遇热容易变性而失效的试剂、血清、酶溶液和培养液等。大多实验室采用微孔滤膜滤器除菌，常采用的滤板孔径为G6型（孔径＜1.5μm），可达除菌目的。

2. 化学消毒法

苯扎溴铵（新洁而灭），其0.1%水溶液可对器械、皮肤、操作表面进行擦拭和浸泡消毒；75%乙醇常用于皮肤和瓶皿口部位的消毒；0.1%的苯扎溴铵是目前最常用的消毒剂，可对器械、皮肤和操作面进行擦拭和消毒。

3. 抗生素消毒法

抗生素主要用于消毒培养液，是培养过程中预防微生物污染的重要手段，也是微生物污染不严重时的“急救”方法。常用的抗生素为青霉素，链霉素和庆大霉素等。常规培养溶液抗生素浓度为青霉素100U/ml、链霉素100U/ml、庆大霉素50μg/ml或100μg/ml。

（四）各种常用细胞培养溶液的配制与灭菌

1. PBS的制备（也可用于其他BSS，如Hank's、D-Hank's液的配制）

（1）溶解定容：将药品（NaCl 8.0g，KCl 0.2g，$Na_2HPO_4·H_2O$ 1.56g，KH_2PO_4 0.2g）倒入盛有双蒸水的烧杯中，玻璃棒搅动，充分溶解，然后把溶液倒入容量瓶中准确定容至1000ml，摇匀即成新配制的PBS溶液。

（2）移入溶液瓶内待消毒：将PBS倒入溶液瓶（大的吊针瓶）内，盖上胶帽，并插上针头放入高压锅内4.5kg（114℃）消毒20min。

2. 胰蛋白酶的配制

（1）称取胰蛋白酶：按胰蛋白酶液浓度为0.25%，用电子天平准确称取粉剂溶入小烧杯中的双蒸水（若用双蒸水需要调pH到7.2左右）或PBS（D-Hank's）液中，搅拌混匀，置于4℃环境内过夜。

（2）用注射滤器抽滤消毒：配好的胰酶溶液要在超净台内用注射滤器（0.22μm微孔滤膜）抽滤除菌，然后分装成小瓶储存液存放于–20℃以备使用。

3. 青霉素、链霉素溶液的配制

（1）所用纯净水（双蒸水）需要4.5kg（114℃）消毒20min灭菌。

（2）青霉素是80万U/瓶，用注射器加4ml灭菌双蒸水。链霉素是100万U/瓶，加5ml灭菌双蒸水，即每毫升各为20万U。

（3）使用时溶入培养液中，使青链霉素的浓度最终为 100U/ml。

（4）具体操作均在超净台内完成，或在外面完成但要滤器抽滤后分装后保存于 –20℃环境中以备使用。

4. 培养基的配制

（1）溶解、调 pH、定容：先将培养基粉剂加入培养液体积 2/3 的双蒸水中，并用双蒸水冲洗包装袋 2～3 次（冲洗液一并加入培养基中），充分搅拌至粉剂全部溶解，并按照包装说明添加一定的药品，然后用注射器向培养基中加入配制好的青链霉素液各 0.5ml，使青链霉素的浓度最终各为 100U/ml。然后用一个当量的盐酸和 NaOH 调 pH 到 7.2 左右。最后定容至 1000ml，摇匀。

（2）安装蔡式滤器：安装时先装好支架，按规定放好滤膜，用螺丝将不锈钢滤器和支架连接好，然后卸下支架腿分别用布包好待消毒。

（3）抽滤：配制好的培养液通常用滤器过滤除菌。通常用蔡式滤器在超净工作台内过滤。

（4）分装：将过滤好的培养液分装入小瓶内置于 4℃冰箱内待用。

（5）使用前要向 100ml 培养液中加入 1ml 谷氨酰胺溶液（4℃时 2 周内有效）。

5. 羟乙基哌嗪乙硫磺酸{2-[4- (2-hydroxyethyl) -1-piperazinyl] ethanesulfonic acid，HEPES}的配制

1mol/L HEPES 缓冲液配制方法如下：准确称取 HEPES 238.3g，加入新鲜三蒸水定容至 1L。过滤除菌，分装后 4℃保存。

6. 谷氨酰胺的制备

合成培养基中都含有较大量的谷氨酰胺，其作用非常重要，细胞需要谷氨酰胺合成核酸和蛋白质，谷氨酰胺缺乏要导致细胞生长不良甚至死亡。在配制各种培养液中都应该补加一定量的谷氨酰胺。由于谷氨酰胺在溶液中很不稳定，4℃下放置 1 周可分解 50%，故应单独配制，置于–20℃冰箱中保存，用前加入培养液。加有谷氨酰胺的培养液在 4℃冰箱中储存 2 周以上时，应重新加入原来的谷氨酰胺。一般培养液中谷氨酰胺的含量为 1～4mmol/L。常用储存液为 200mmol/L，用时加入培养液。

配制方法为，谷氨酰胺 2.922g 溶于三蒸水加至 100ml 即配成 200mmol/L 的溶液，充分搅拌溶解后，过滤除菌，分装小瓶，置于–20℃环境下保存备用，使用时 100ml 培养液中加入 1ml 谷氨酰胺储存溶液。

7. 肝素溶液的配制

肝素加入全培养液中最终浓度为 50μg/ml。现多为肝素钠，包装约为 0.56g/瓶，配制时，可将其溶于 100ml 三蒸水中，定容、过夜，然后过滤除菌，分装小瓶，保存温度为 4℃。使用时，向 100ml 培养液中加入 0.9ml 即可。

（五）细胞培养常用的仪器

超净工作台、倒置显微镜、CO_2 孵箱、水浴锅、三氧消毒杀菌机、冰箱、离心机、液氮罐、纯水仪等（图 4-3）。

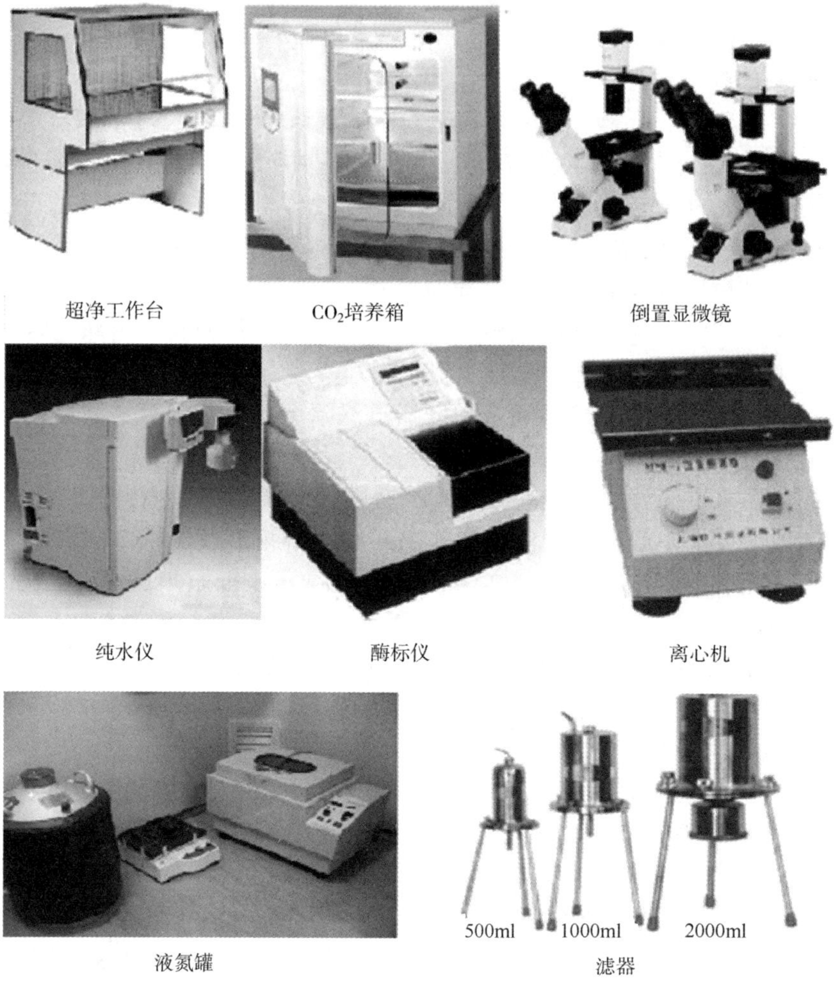

图 4-3　细胞培养常用仪器

（六）无菌操作基本技术

体外培养的细胞缺乏抗感染能力，所以防止污染是决定培养成功或失败的首要条件。即便使用设备完善的实验室，若实验者粗心大意，技术操作不规范，也会导致污染。因而，为在一切操作中最大可能地保证无菌，每一项工作都必须做到有条不紊和完全可靠。

1. 实验进行前准备

无菌室及无菌操作台用紫外灯照射 30～60min 灭菌，以 75%乙醇擦拭无菌操作台面，并开启无菌操作台风扇运转 10min 后，开始实验操作。每次操作只处理一株细胞株，且即使培养基相同亦不共享培养基，以避免失误混淆或细胞间污染。实验完毕后，将实验物品带出工作台，75%乙醇擦拭无菌操作台。

2. 无菌操作工作区域应保持清洁及宽敞

必要物品，如试管架、吸管吸取器或吸管盒等可以暂时放置，其他实验用品用完即应移出，以利于气流的流通。实验用品用 75%乙醇擦拭后才可带入无菌操作台内。实验操作应尽量在台面中央无菌区域，勿在边缘的非无菌区域操作。

3. 操作注意事项

小心取用无菌实验物品，避免造成污染。勿碰触吸管尖头部或容器瓶口，亦不要在打开的容器正上方进行操作实验。培养用液不要过早开瓶，不要长时间暴露开口；容器打开后，以左手夹住瓶盖并握住瓶身，右手用各种不同吸管取用，尽量勿将瓶盖盖口朝上放置桌面，最好侧放。吸溶液的吸管等不能混用。

4. 工作人员应注意自身安全

工作人员须穿戴实验衣及手套后再进行实验。试剂等瓶口也要擦拭。对于来自人类或是病毒感染的细胞株应特别小心操作，并选择适当等级的无菌操作台（至少Ⅱ级）。操作动作要准确敏捷，但又不能太快，以防空气流动，增加污染机会。

5. 定期检测项目

（1）CO_2钢瓶的压力。

（2）CO_2培养箱的 CO_2浓度、温度及水盘是否有污染（水盘的水用无菌水，每周更换）。

（3）无菌操作台内风量（airflow）压力：定期更换紫外线灯管及高效空气过滤器（high efficiency particulate air filter，HEPA）过滤膜，预滤网（300h/预滤网，3000h/HEPA）。

（4）水槽可添加消毒剂[来福林(Zephrin)1∶750]，定期更换水槽的水，以防微生物污染。

【思考题】

1. 简述细胞各种培养用品的清洗和消毒灭菌方法。
2. 简述各种培养试剂的配制方法。
3. 简述无菌操作技术的基本要求。

实验二　原代细胞培养

【实验目的】

掌握原代细胞培养的一般方法和步骤；掌握胰蛋白酶的消化时间及组织取材、剪切及细胞接种等操作要领。

【实验原理】

从生物体内取出各种组织，经各种酶（常用胰蛋白酶、胶原酶等）、螯合剂（常用 EDTA）或机械方法处理，分散成单细胞，置合适的培养基中培养，使细胞得以生存、生长和繁殖，这一过程称原代培养。一般持续 1～4 周。此期细胞呈活跃的移动，可见细胞分裂，但不旺盛。原代培养细胞与体内原组织在形态结构和功能活动上相似性大，常作为临床与基础学科的研究对象。常用的原代细胞培养方法有两种：单层细胞培养法和组织块培养法。

【实验材料】

（1）仪器：CO_2 培养箱（调至 37℃），培养瓶、青霉素瓶、小玻璃漏斗、平皿、吸管、移液管、纱布、手术器械、血球计数板、离心机、水浴箱、解剖剪、解剖镊、眼科剪、眼科镊、显微镜、培养皿、离心管等。

（2）材料：胎鼠或新生鼠。

（3）试剂：含 10%小牛血清 RPMI1640 培养基、0.25%胰蛋白酶溶液、PBS 液、碘酒等。

【实验方法】

1. 胰酶消化法

（1）将孕鼠或新生小鼠颈椎脱臼致死，置 75%乙醇浸泡 2～3s 后，放于超净工作台内。再用碘酒消毒腹部，进行无菌操作取胎鼠（或将新生小鼠在超净台内）解剖取肝脏，置消毒平皿中。

（2）用 PBS 液洗涤 3 次，并剔除脂肪，剥除血管和被膜等纤维成分。

（3）用手术剪将肝脏剪成小块（$1mm^3$），再用 PBS 液洗 3 次，至液体澄清后转移至小青霉素瓶中。

（4）弃 PBS 液后加入组织块体积约 3 倍的 0.25%胰酶消化液，37℃环境中消化 20～40min，每隔 5min 振荡一次，或用吸管吹打一次，使细胞充分分离。

（5）加入相等体积的培养液以终止胰酶消化作用（血清中含有胰酶抑制剂）。

（6）静置 5～10min，使未分散的组织块下沉，取上层细胞悬液加入到离心管中。1000r/min 离心 10min，弃上清液。

（7）加入 PBS 液 5ml，用吸管轻轻吹打冲散细胞，再离心一次，弃上清液。

（8）加入培养液 1～2ml（视细胞量），血球计数板计数。将细胞调整到 5×10^5 个/ml 左右（单层细胞接种浓度一般为 1×10^5～5×10^5 个/ml，转移至 25ml 细胞培养瓶中或六孔培养板中，37℃环境下培养。培养瓶或培养板上标记好细胞名称、组号、接种日期及接种人等。

上述消化分离的方法是最基本的方法，在该方法的基础上，可进一步分离不同细胞。细胞分离的方法各实验室不同，所采用的消化酶也不相同（如胶原酶、透明质酸酶等）（图 4-4）。

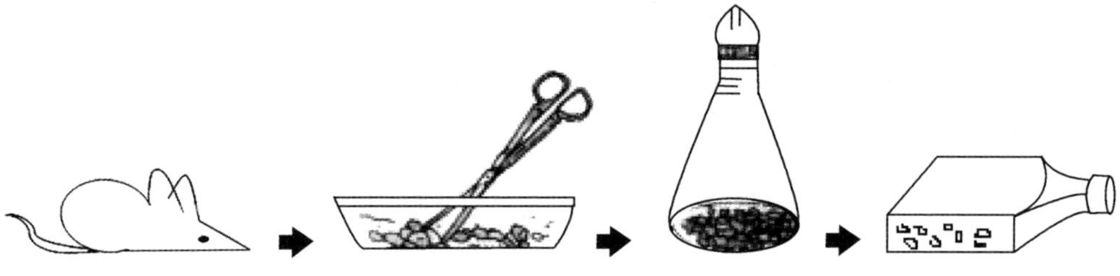

图 4-4　胰酶消化法培养

2. 组织块培养法

（1）从动物体内取材方法与上述单层细胞培养相同。无菌取出肝脏，放于消毒平皿中，PBS 液冲洗，去除血污。然后移入青霉素小瓶或平皿中，用眼科剪剪成 0.5～1mm^3 组织块，加少许组织培养液，吸管吹打成组织块悬液。

（2）将组织块转移到培养瓶或培养板中，使其均匀排在底壁上，贴附于瓶底面。翻转瓶底朝上，将 2～3ml 培养液加至瓶中，培养液勿接触组织块。入 37℃环境下静置 2～3h，轻轻翻转培养瓶，使组织浸入培养液中，勿使组织漂起，继续静置培养（图 4-5）。

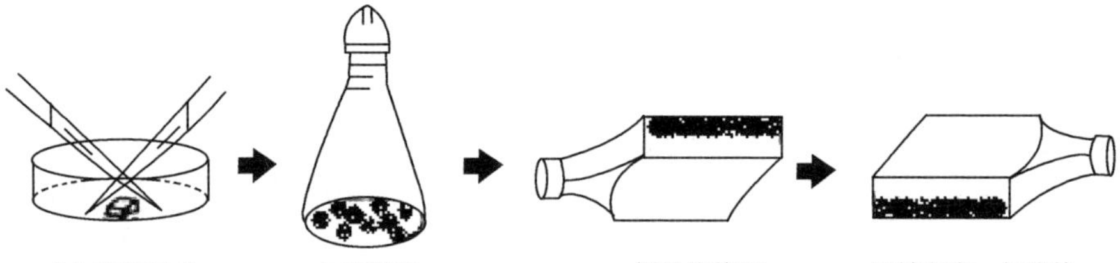

图 4-5　组织块培养法

【注意事项】

1. 实验开始后，所有组织细胞应处于无菌条件下操作。细胞计数可在有菌环境中进行。

2. 在超净台中，组织细胞悬液不能暴露过久，以免溶液蒸发影响细胞活性。

3. 点燃酒精灯，操作在火焰附近进行，耐热物品要经常在火焰上烧灼，金属器械烧灼时间不能太长，以免退火，并冷却后才能夹取组织，吸取过营养液的用具不能再烧灼，以免烧焦形成碳膜。

【思考题】

1. 简述单层细胞培养和组织块培养方法的一般步骤。
2. 原代细胞培养中，怎样能更有效防止细胞污染？
3. 动物细胞培养材料为何常选胎鼠或新生鼠？

实验三　细胞传代培养

【实验目的】

掌握细胞传代的一般方法和步骤；进一步巩固练习无菌操作技术。

【实验原理】

细胞在培养瓶增殖达到一定密度后，已基本上饱和，其生长和分裂速度逐渐减慢、停止（出现密度抑制现象），为使细胞能继续生长，同时也将细胞数量扩大，将培养细胞以 1∶2 或其他合适比率转移到别的容器中再培养，即传代培养。传代培养既是将一种细胞保存下去的方法，同时也是利用培养细胞进行各种实验的必经过程。在体外悬浮型生长细胞和贴附型生长细胞的细胞传代方式不同，悬浮型细胞直接分瓶或离心法传代，而贴壁细胞需经消化后才能分瓶。

【实验材料】

（1）仪器和器材：倒置显微镜、培养箱、培养瓶、吸管、废液缸等。
（2）材料：贴壁细胞株。
（3）试剂：0.25%胰蛋白酶溶液、1640 培养基（含 10%小牛血清）、PBS 溶液等。

【实验方法】

（一）贴附生长细胞的传代

贴附生长细胞的传代要用酶消化的方法进行传代，主要操作步骤如下（图 4-6）。

（1）灭菌超净台内，将长满细胞的培养瓶中旧培养液弃去后，加入 2ml PBS 液洗一遍，去除残留的血清和衰老脱落的死细胞及其碎片。

（2）加入 0.5～1ml 0.25%胰酶消化液，覆盖瓶底细胞即可。室温下消化 1～2min 后，放在倒置镜下观察单层细胞。原贴壁细胞成片地收缩，逐渐趋于圆形，在还未漂起时将胰酶弃去，加入 10ml 培养液终止消化。观察消化也可以用肉眼，当见到瓶底发白并出现细针孔空隙时终止消化。一般室温消化时间为 1～3min。

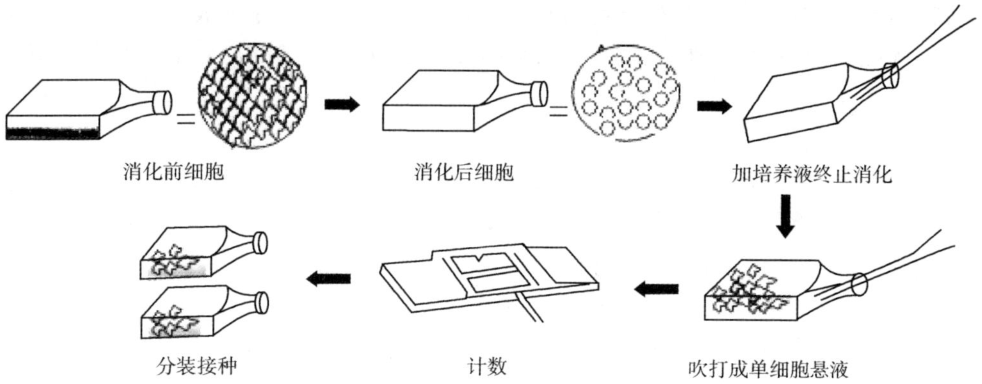

图 4-6　贴附细胞生长传代方法

（3）用吸管将贴壁的细胞吹打成单细胞悬液，收集细胞，800r/min 离心 5min 后弃上清液。加入 3ml PBS 或培养基洗一遍后，弃上清液。

（4）在离心管中加入 3ml 培养液，轻轻吹打混匀，按 1∶2 或 1∶3 分配，接种到 2～3 个培养瓶中，再向培养瓶中补液至 5ml，置 37℃环境下继续培养。第二天观察贴壁生长情况。

（二）悬浮生长细胞的传代

悬浮生长细胞的传代有以下两种方法。

1. 直接传代法

（1）使悬浮细胞慢慢沉淀在瓶底后，将上清液吸掉 1/2～2/3。

（2）用吸管吹打成单细胞悬液后，按 1∶2 或 1∶3 比率接种到新的培养瓶中，继续培养。

2. 离心传代法（图 4-7）

（1）用吸管轻轻吹打细胞后同培养液一起转移到离心管内，800～1000r/min 离心，时间为 5min。

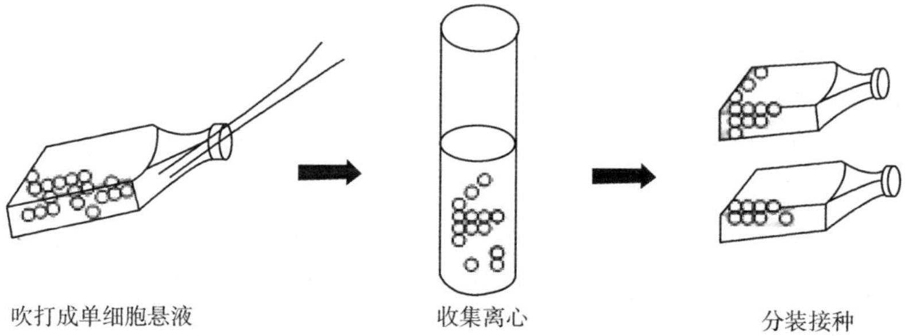

图 4-7　悬浮细胞的离心传代方法

（2）弃上清液，加新培养液到离心管内，用吸管轻轻吹打形成单细胞悬液。

（3）将单细胞悬液分别接种到另外 2～3 个培养瓶中，置 37℃培养箱中继续培养。

【注意事项】

1. 用 0.25%的胰酶消化液消化 1min 左右时，在显微镜下观察，细部变圆，间距增大时，可用吸管轻轻吹打瓶侧壁与底壁，将细胞悬浮。若用吸管吹打后，注意千万再不要弃去消化液，如果不吹打，可以考虑弃去胰酶消化液。

2. 加入含 15%的牛血清培养液终止消化。

3. 用吸管反复轻轻吹打瓶底，置离心管中后，用 PBS 液再轻轻吹打，将细胞洗涤 1～2 遍。

4. 传代培养时要注意无菌操作，并防止细胞之间的交叉污染。每次最好只进行一种细胞的操作。

【思考题】

1. 试述传代培养的步骤和注意事项，并指出哪些是关键步骤。

2. 细胞传代培养的目的是什么?

3. 如何保证在传代过程中不被微生物污染?

4. 贴壁细胞和悬浮细胞传代方法上有什么不同?

实验四　细胞冻存与复苏

【实验目的】

掌握细胞冻存复苏的方法，能独立进行操作；了解细胞冻存复苏过程的注意事项和常用细胞冻存液的配制方法。

【实验原理】

在不加任何条件下直接冻存细胞时，细胞内和外环境中的水都会形成冰晶，能导致细胞内发生机械损伤、电解质升高、渗透压改变、脱水、pH 改变、蛋白质变性等，能引起细胞死亡。如向培养液加入保护剂，可使冰点降低。在缓慢的冻结条件下，能使细胞内水分在冻结前透出细胞。储存在–130℃以下的低温中能减少冰晶的形成。细胞复苏时速度要快，使之迅速通过细胞最易受损的–5～0℃，细胞仍能生长，活力受损不大。采用“慢冻快融”的方法能较好地保证细胞存活。标准冷冻速度开始为–1～–2℃/min，当温度低于–25℃时可加速，到–80℃之后可直接投入液氮内（–196℃）。复苏细胞时则直接将装有细胞的冻存管投入 40℃热水中迅速解冻。目前常用的保护剂为二甲亚砜（dimethyl sulfoxide，DMSO）和甘油，它们对细胞无毒性，分子质量小，溶解度大，易穿透细胞。

【实验材料】

（1）仪器、器材：4℃冰箱、–70℃冰箱、液氮容器、微量加样器、水浴锅、离心机、冻存管、离心管、500ml 烧杯、胶布、搪瓷杯、75%酒精棉球等。

（2）材料：培养细胞株或细胞系。

（3）试剂：培养基（RPMI1640 或 DMEM）、小牛血清、0.25%胰蛋白酶溶液、DMSO 或甘油、0.5%台盼蓝染液、液氮等。

【实验方法】

1. 细胞冻存

（1）选对数生长期细胞，24h 前换液一次；消化收集细胞，将细胞悬液收集至离心管中。

（2）800*g* 离心 10min，弃上清液。

（3）加含冻存液的培养基，计数，调整细胞浓度至 5×10^6 个/ml 左右。

（4）将细胞悬液分至冻存管中，每管 1ml。

（5）将冻存管口用封口膜封严。封口一定要严，否则复苏时易出现爆裂。

（6）贴上标签，注明细胞种类和数目、冻存日期、冻存者姓名。冻存管外拴一金属重物和一细绳。

（7）按下列顺序降温，冻存管在 4℃下存放 30min，转放–20℃下 1.5～2h，再转入–70℃存放 4～12h 后即可转移到液氮内（–196℃），注意进行登记。

冻存液的配制：先用培养液 9 份＋DMSO 1 份（或甘油）配制成 10%的 DMSO 冻存液，配制好后 4℃下保存。

2. 细胞复苏

（1）准备一个搪瓷缸或 500ml 的烧坏，内装 2/3 杯 37℃的温水。

（2）从液氮中取出冻存管，迅速置于温水中并不断搅动。使冻存管中的冻存物在 1min 之内融化。

（3）用 75%乙醇擦拭消毒后，净化台上打开冻存管，将细胞悬液吸到已加 5ml PBS 液的离心管中。

（4）1000r/min 离心 10min，弃去上清液。

（5）沉淀细胞再加 10ml 培养液，吹打均匀，离心 10min，弃上清液。

（6）加入适当培养液后，吹打成单细胞悬液，再接种到培养瓶中，置温箱培养，次日更换一次培养液后再继续培养。

【注意事项】

1. 操作时应小心，以免液氮冻伤，应戴有防护眼镜和手套。液氮定期检查，随时补充，绝对不能挥发干净，一般 30L 的液氮能用 1～1.5 个月。

2. 冻存复苏细胞时注意无菌操作。

3. 在使用含有 DMSO 的冻存液时，因为 DMSO 在室温状态易损伤细胞，所以在细胞加入冻存液后应尽快放入 4℃环境下保存。

4. 冻存时准确记录细胞的种类、冻存时间、冻存液的品种和冻存者的姓名。

【思考题】

1. 应如何运用“缓慢冻存，快速复苏”的原理保存细胞?

2. 冻存液的作用与原理是什么?

实验五　细胞计数与活力测定

【实验目的】

掌握细胞培养中最基本的细胞计数方法；掌握细胞活力测定的几种方法；熟悉细胞计数板的使用方法。

【实验原理】

培养的细胞在一般条件下要求有一定的密度才能生长良好，所以要进行细胞计数。细胞计数法是用来计数细胞悬液中细胞数量的一种方法，计数结果以每毫升细胞数表示。血球计数板常由两个室（chamber）组成，每个 chamber 在四个角有四个大方格，每个大方格又由 16 或 25 个小方格组成，其深度均为 0.1mm，每个大方格的面积均为 $1mm^2$，即每个大方格的体积为 $1mm^2 \times 0.1mm = 0.1mm^3$（$1 \times 10^{-4}ml$）。对于分布在刻线上的细胞，依照“计上不记下，计左不计右”的计数原则进行（图 4-8）。在细胞群体中总有一些因各种原因而死亡的细胞，总细胞中活细胞所占的百分比称为细胞活力，由组织中分离细胞一般也要检查活力，以了解分离的过程对细胞是否有损伤作用。复苏后的细胞也要检查活力，了解冻存和复苏的效果。用台盼蓝染细胞，死细胞着蓝色，活细胞不着色，晶莹透亮，从而可以区分死细胞与活细胞。利用细胞内某些酶与特定的试剂发生显色反应，也可测定细胞相对数和相对活力。

【实验材料】

（1）仪器和器材：普通显微镜、血球计数板、试管、酶标仪（或分光光度计）。

（2）材料：细胞悬液。

（3）试剂：0.4%台盼蓝、0.5%四甲基偶氮唑盐（MTT）、酸化异丙醇。

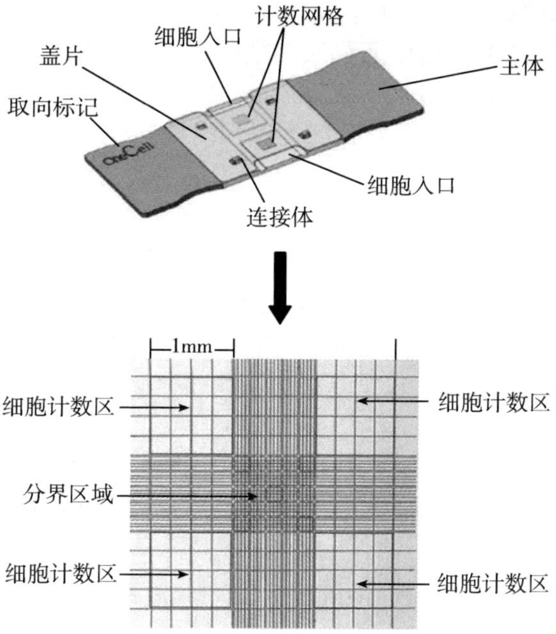

图 4-8　血球计数板计数细胞示意图

0.4%台盼蓝染液配制：台盼蓝 0.4g，加双蒸水至 100ml。

MTT 配制：MTT 0.5g，溶于 100ml 的磷酸缓冲液或无酚红的基础液中，4℃环境下保存。

【实验方法】

（一）细胞计数

（1）将血球计数板及盖片用乙醇擦拭干净，并将盖片盖在计数板上。

（2）加样器吸出 10μl 单细胞悬液，滴加在盖片边缘，使悬液充满盖片和计数板之间。

（3）静置 3min。

（4）用 10×物镜观察，计算计数板四大格细胞总数，压线细胞只计左侧和上方的。然后按下式计算：细胞数目/ml＝4 大格细胞总数/4×10^4×稀释倍数。

（二）细胞活力

1. 台盼蓝法

死细胞能被台盼蓝染上色，镜下可见深蓝色的细胞，活细胞不被染色，镜下呈无色透明状。用活细胞占细胞总数中的百分比表示细胞活力。

（1）加样器取细胞悬液 0.5ml 加入试管中。

（2）加入同体积的 0.4%台盼蓝染液，染色 2～3min。

（3）加样器吸取 10μl 悬液涂于载玻片上，加上盖玻片。

（4）镜下取几个任意视野分别计死细胞和活细胞数，按活细胞占细胞总数百分比计算细胞活力。

2. 四唑盐（MTT）比色法

根据活细胞中脱氢酶能将四唑盐还原成不溶于水的蓝紫色产物结晶甲臜（formazan），并沉淀在细胞中，而死细胞则没有这种功能。DMSO 能溶解沉积在细胞中蓝紫色结晶物，溶液颜色深浅与所含的甲臜量呈正比。用酶标仪测定该溶液 OD 值。MTT 法简单快速、准确，已广泛应用于新药筛选、细胞毒性试验、肿瘤放射敏感性实验等。

（1）单细胞悬液接种于 96 孔培养板；10^3～10^4/孔，每孔培养基总量 200μl（96 孔培养板每孔容积 370μl），37℃、5% CO_2 培养箱中培养一段时间（根据实验目的决定培养时间）。

（2）加入 2mg/ml 的 MTT 液（50μl/孔），吹打混匀；继续培养 3h。

（3）贴壁细胞吸出孔内培养液，对悬浮细胞要离心，再吸弃孔内培养上清液后，加入 DMSO 液（150μl/孔），将培养板置于微孔板振荡器上振荡 10min，使结晶物溶解。

（4）酶标仪检测各孔 OD 值（检测波长 490nm）。记录结果，以时间为横坐标，吸光值为纵坐标绘制细胞生长曲线。

（5）同时设置调零孔（培养基、MTT、DMSO），对照孔（细胞、相同浓度的药物溶解介质、培养液、MTT、DMSO）。

【注意事项】

1. 细胞计数时，镜下偶见由两个以上细胞组成的细胞团，应按单个细胞计算，若细胞团占 10%以上，说明分散不好，需重新制备细胞悬液。

2. 活力测定可以和细胞计数合起来进行，但要考虑到染液对原细胞悬液的加倍稀释作用。

3. MTT 法测定细胞活力时要选择合适的细胞接种密度。

4. 避免血清干扰，一般选择小于 10%血清的培养液进行实验。在呈色后尽量吸尽孔内残余培养液。

5. 设空白对照，与实验平行不加细胞只加培养液的空白对照。其他实验步骤保持一致，最后比色以空白调零。

【思考题】

1. 细胞计数应遵循的原则是什么？

2. 推算细胞密度所用公式，细胞数/ml 细胞悬液=(4 大方格细胞总数之和/4)$\times 10^4$是如何推导的？

3. MTT 法检测细胞活性的原理是什么？

（徐英萍　李雅林）

第五章　免疫细胞的分离与制备

体外对机体各种免疫细胞进行鉴定、计数和功能测定，是观察机体免疫状态的一种重要手段。为此，须将各种参与免疫反应的细胞从血液或各脏器中分离出来。参与免疫反应的细胞主要包括淋巴细胞、巨噬细胞和树突状细胞等。由于检测的目的和方法不同，分离细胞的要求和技术也各不相同。有的仅需分离单个核细胞，其中含淋巴细胞和单核细胞，有的则需分离纯化特定的细胞亚群，以测定该细胞亚群的特性与功能。获取有活性的细胞应根据不同目的，采用不同方法，如考虑细胞纯度、细胞获得量、细胞活力、使用方法的简易程度和实验室条件等。现用分离细胞的原则，一是根据各类细胞的大小、密度、沉降率、黏附和吞噬能力加以区分，二是按照各类细胞的表面标志分子，包括细胞表面的抗原和受体加以选择性分离。下面将分别举例介绍。

实验一　人外周血单个核细胞的分离

在进行特异性细胞免疫功能测定时，需要从人外周血中分离纯化外周血单个核细胞（peripheral blood mononuclear cell，PBMC）。PBMC 包括淋巴细胞和单核细胞，其体积、形态和密度均与其他细胞不同，红细胞和多核白细胞密度较大，为 1.090g/ml 左右，而单个核细胞的密度约为 1.075g/ml，血小板为 1.030～1.035g/ml。为此，利用一种密度介于 1.075～1.090g/ml 而近于等渗的溶液（分层液）做密度梯度离心，使一定密度的细胞按相应密度梯度分布，从而将各种血细胞加以分离。常用的分层液有 Ficoll 和 Percoll 两种。下面仅介绍目前最常用的葡聚糖-泛影葡胺（Ficoll-Hypaque）密度梯度离心法。此分离方法简便、分离纯度高、产量多，而且不影响细胞的活性。

【实验目的】

掌握分离人 PBMC 的原理及操作方法。

【实验原理】

葡聚糖-泛影葡胺是一种较理想的细胞分层液，其主要成分是一种合成的蔗糖聚合物称聚蔗糖（商品名为 Ficoll），分子质量为 40kDa，具有高密度、低渗透压、无毒性的特点。高浓度的 Ficoll 溶液黏性高，易使细胞聚集，故通常使用 60g/ml 的低浓度溶液，密度为 1.020g/ml。添加密度为 1.200g/ml 的泛影葡胺（Urografin）以增加密度，国外常用商品 Isopaque 或 Hypaque，故又称 Ficoll-Hypaque 分层液，将适量 340g/ml 泛影葡胺加入 Ficoll 溶液中即可配制成密度合适的分层液。分离人 PBMC 以 20℃时密度为 1.077±0.001g/ml 的分层液最佳。

分离时先将分层液置试管底层，然后将肝素化全血以 Hank's 液或 PBS 液做适当稀释后，轻轻叠加在分层液上面，使两者形成一个清晰的界面。水平式离心后，使一定密度的细胞按相应密度梯度分布（图 5-1）。红细胞和粒细胞密度大于分层液，同时因红细胞遇到 Ficoll 凝集成串钱状而沉积于管底。血小板则因密度小而悬浮于血浆中，唯有与分层液密度相当的单个核细胞聚集在血浆层和分层液的界面中，呈白膜状，吸取该层细胞经洗涤离心重悬，就可从外周血中分离到单个核细胞。

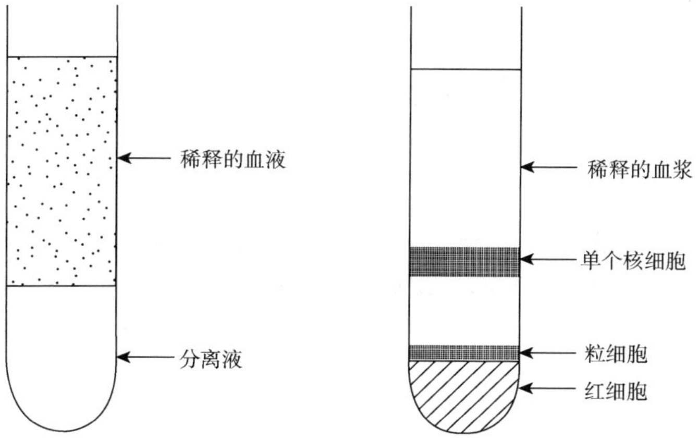

图 5-1　Ficoll-Hypaque 分离液分离人 PBMC 示意图

【实验材料】

（1）密度为 1.077±0.001g/ml 的聚蔗糖(Ficoll)-泛影葡胺（Urografin）（F/H）分层液（商品名为淋巴细胞分离液）。

（2）肝素（25U/ml）、PBS、3%冰醋酸、0.5%台盼蓝染液。

（3）其他有注射器、吸管、10ml 离心管、血球计数板、台式离心机（最好升降速可调）。

【实验方法】

（1）取血：无菌采集静脉血 2ml（按需要而定），注入盛有肝素的无菌瓶内，立即轻轻摇匀，使血液抗凝。再用无菌吸管加入等体积的 PBS 使血液等倍稀释。

（2）加样：吸取 2ml 淋巴细胞分层液，注入 10ml 离心管中，然后将 4ml 稀释的血液沿试管壁缓慢加至分层液顶部。加血开始时要慢，整个过程需保持分离液与血液界面清晰且不晃动。

（3）分离：如图 5-1 所示，于 20℃，2000r/min 离心 15min，管内液体可分为上下四层，上层为血浆及绝大部分血小板，下层为红细胞及粒细胞，中层为细胞分层液，分层液与血浆交界部位混浊的灰白层即为单个核细胞层。

（4）回收：将毛细管直接插入灰白层，沿管壁轻轻吸出灰白层单个核细胞，放入新的离心管中，用 3 倍体积 PBS 洗涤 2 次，每次 1500r/min 室温离心 5min；再用 10% FCS-RPMI-1640 培养液重悬细胞。

（5）计数：取 10μl 细胞悬液，3%冰醋酸稀释后加入计数板，用低倍（100×）和高倍镜（400×）进行观察计数（细胞计数具体方法详见第二章实验五）。

（6）细胞活力检测：取 2 滴细胞悬液加 1 滴 0.5%台盼蓝水溶液混匀，静置 5min 后取样做湿片镜检。活细胞排斥染料不着色，但染料可渗入死亡细胞使细胞呈蓝色。

$$\text{活细胞百分率}=\frac{\text{活细胞数}}{\text{总细胞数}}\times 100\%$$

【实验结果】

一般每毫升健康成人血可分离 1×10^6～2×10^6 个单个核细胞，单个核细胞纯度可达 95%，淋巴细胞占 90%～95%。细胞获得率可达 80%以上。正常情况下，活细胞的比例应不小于 95%。

【注意事项】

1. 单个核细胞包括单核细胞和淋巴细胞。
2. 在密度梯度离心时，一定保证离心管绝对配平，且将离心机升降速调低，以防止离心过程中离心机剧烈振荡影响分层。
3. 淋巴细胞分离液的工作温度为 20℃，加血与离心时应注意。
4. 将血液进行 2 倍稀释可降低血液黏稠度和红细胞的聚集，提高单个核细胞收获量。
5. 将血液加于淋巴细胞分层液面时，应注意保持界面清晰，勿使血液快速混入分层液内。否则，会严重影响各类细胞的分离效果。
6. 洗涤过程中要吹打混匀，因为淋巴细胞分离液比重较大易沉于试管底部。
7. 分离的单个核细胞可暂时保存在 4℃环境下，降低细胞代谢活动，并在 24h 之内使用。取出时注意不要迅速升温，以免造成“温度”休克。
8. 细胞获得率与室温有关，超过 25℃时会影响细胞获得率。
9. 计数时，应用 3%冰醋酸（裂解红细胞）稀释细胞后计数。

【思考题】

1. 在没有染色的情况下，镜下如何区分单个核细胞与红细胞？
2. 采用淋巴细胞分离液分离单个核细胞的过程中应注意哪些问题？

实验二　小鼠腹腔巨噬细胞的分离

单核吞噬细胞系统（mononuclear phagocyte system，MPS）包括骨髓内的前单核细胞（pre-monocyte）、外周血中的单核细胞（monocyte，Mo）和组织内的巨噬细胞（macrophage，Mφ）。由于此类细胞具有黏附玻璃及塑料表面的特性，故又称黏附细胞（adherent cell）。

它们是机体重要的免疫细胞，具有抗感染、抗肿瘤、参与免疫应答和免疫调节等多种生物学功能：

（1）吞噬杀伤作用。Mφ 具有很强的吞噬和杀伤能力，是参与机体非特异性免疫防御的重要免疫细胞。Mφ 可作为效应细胞直接消除各种异物，杀伤肿瘤细胞和胞内寄生的病原体。

（2）抗原提呈作用。Mφ 是重要的抗原提呈细胞，可参与摄取、加工、处理、提呈抗原并激发免疫应答。

（3）免疫调节。Mφ 通过提呈抗原、产生和分泌各种细胞因子（如 IL-1、IL-3、IL-6、TNF-α、IFN-α、IFN-γ 等）、某些神经肽（β-内啡呔）及激素（ACTH）等，参与免疫应答和免疫调节。抑制性 Mφ 能分泌 PGE，从而抑制免疫应答；此外，Mφ 还具有致炎症、调节生血、止血，以及组织修复和再生等生理作用。

【实验目的】

熟悉制备小鼠腹腔 Mφ 的原理和方法。

【实验原理】

Mφ 广泛分布在各种组织中，可从腹腔渗出细胞、骨髓、脾、淋巴结、胸腺、肝及肺等组织中分离获得。小鼠腹腔液内 Mφ 含量众多，Mφ 有黏附玻璃和塑料表面的特性，而淋巴细胞则无此特性，故可用黏附法分离此细胞。如果给小鼠腹腔注射某种刺激物，可使 Mφ 渗出增加，易于分离更多的 Mφ。正常小鼠每只可收集腹腔渗出细胞约 1×10^6 个，其中 Mφ 占 30%。

【实验材料】

（1）试剂：Hank's 液、0.25%胰蛋白酶、75%乙醇、红细胞裂解液。

（2）材料：小鼠。

（3）仪器与器材：鼠笼、解剖板、解剖小器械一套（眼科剪、眼科镊）、无菌注射器、吸管、显微镜、CO_2培养箱、96孔细胞培养板等。

（4）腹腔注射刺激剂：6%可溶性淀粉肉汤，即肉汤培养液100ml加入可溶性淀粉6g，混匀后煮沸灭菌备用。无菌的液状石蜡或巯基乙酸肉汤或4%淀粉肉汤。

【实验方法】

（1）取6周以上周龄的小鼠，剃去腹部的毛并消毒。腹腔注射1ml刺激剂。3～4天以后收集腹腔细胞。

（2）如要收集腹腔静息Mφ，不注射刺激物，直接从这一步开始。摘眼球放血处死小鼠。消毒腹部，沿腹中线注入4ml冰中预冷的无菌Hank's液，轻揉其腹部5min使液体充分流动。

（3）以下均为无菌操作。75%乙醇消毒其腹部，剪开皮毛，充分暴露腹壁肌肉，在腹壁下方剪开一个小口，用吸管吸取腹腔液，再用同样容量的预冷Hank's液冲洗腹腔2次，合并腹腔液于无菌离心管。

（4）离心收集细胞，红细胞裂解液溶解红细胞，即得小鼠腹腔细胞。

（5）以下为贴壁法纯化Mφ：用含10%灭活小牛血清的RPMI1640培养液悬浮细胞，调整细胞浓度为1×10^6个/ml，以每平方厘米2×10^5个Mφ将细胞悬液接种于塑料培养皿或玻璃培养皿中，37℃、5%CO_2培养箱内培养4h。

（6）轻轻摇动培养容器，使悬浮细胞脱离容器底，弃去上清液，Hank's液洗去未黏附细胞。

（7）从无细胞面侧加入0.25%胰蛋白酶液，翻转培养瓶，使消化液浸没细胞。消化最好在37℃或室温25℃以上环境下进行。5min后，轻轻吹打贴壁细胞使其悬浮。

（8）用Hank's液洗涤收集的细胞，即为纯化Mφ。

【实验结果】

镜下观察Mφ形状呈椭圆形、梭形、不规则形，形成伪足或突起等（图5-2）。台盼蓝排斥法检测Mφ的成活率>95%。

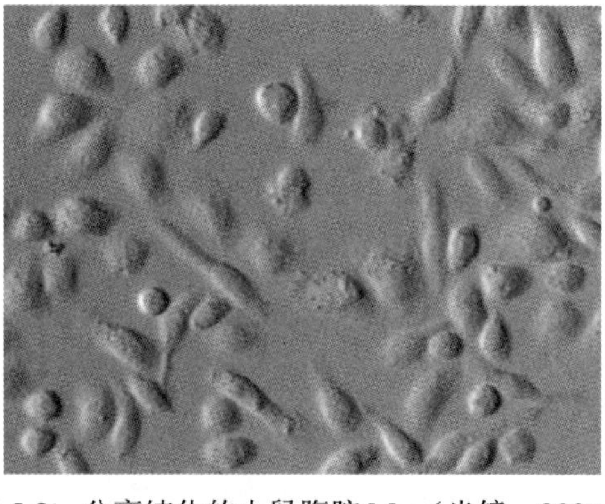

图5-2　分离纯化的小鼠腹腔Mφ（光镜，200×）

【注意事项】

1. 腹腔注射的方法，用左手固定小鼠，使腹部向上，右手将注射器针头斜面向上，以 30°～60°角沿下腹部腹中线（或腹中线与髂前上脊的中点）刺入皮下，使针头向前进入约 0.5cm，再以 90°角穿过腹肌，回抽注射器，如有负压回吸，且没有回血，表示已刺入腹腔，固定针头，缓慢注入药液，为避免伤及内脏，可使动物处于头低位，使内脏移向上腹。

2. 最好采用摘眼球放血，处死小鼠，以减少腹腔中的红细胞。

3. Mφ 在培养 0.5h 左右就已经贴壁，随着培养时间延长，星状细胞的数量逐渐增多，出现单层星状和椭圆形贴壁细胞，紧密度高，铺展良好，细胞纯度高。

4. 适当延长黏附作用（如 12h 以上）可提高 Mφ 收获率；同时黏附的粒细胞不能在培养液中存活，延长时间会使其自行“消亡”。

5. 培养液中血清浓度不宜低于 10%，因为血清能促进 Mφ 黏附，另外，高浓度（20%～40%）血清可阻止 B 细胞黏附，从而提高分离纯度。最好用自身血清，如新生牛血清中存在天然的抗小鼠抗体，在分离小鼠 Mφ 细胞时不宜采用；避免使用多次冻融的血清。

6. 实验用溶液的 pH 应控制在 7.2 左右，不宜使用 HEPES 缓冲系统，因为 Mφ 对 HEPES 很敏感。

【思考题】

1. 贴壁法分离纯化 Mφ 的原理是什么？
2. 如何鉴定单核/Mφ？

实验三　人外周血 NK 细胞的分离

自然杀伤细胞（natural killer cell，NK）是一种属于淋巴细胞谱系的细胞群。NK 细胞具有细胞毒性效应，因其无需抗原预先致敏就能自发地杀伤靶细胞而得名。NK 细胞表达众多表面分子，但只具有相对特异性，且不表达 T 细胞、B 细胞特有的表面标志如 TCR、BCR、CD4 和 CD8 分子。通常将 $CD56^{+}$、$CD16^{+}$、$CD3^{-}$、TCR^{-}、BCR^{-}的淋巴细胞定为 NK 细胞，并以 CD56 的表达密度不同，将 NK 分为 $CD56^{bright}$ 和 $CD56^{dim}$ 两群。NK 细胞主要分布于外周血，占外周血淋巴细胞总数的 5%～10%，而其中 90%是具有高细胞毒活性的 $CD56^{dim}CD16^{+}$NK 亚群，10%是低细胞毒活性高细胞因子分泌能力的 $CD56^{bright}CD16^{-/dim}$NK 亚群。NK 细胞在肿瘤免疫、抗病毒感染及维持健康妊娠中均有重要作用，近年来已成为免疫学研究的热点之一。NK 细胞的分离纯化是进行 NK 细胞基础与临床研究的基础。在此我们介绍利用免疫磁珠法（magnetic activated cell sorting，MACS）、流式细胞仪（fluorescence activated cell sorting，FACS）技术对人外周血 NK 细胞进行分离和纯化。

Ⅰ. MACS 磁性分选系统分选 NK 细胞

【实验目的】

熟悉免疫磁珠法分选 NK 细胞的原理及方法。

【实验原理】

NK 细胞表面表达 CD56 分子，抗 CD56 抗体标记的 MACS MicroBeads（MACS 微型磁珠）可以与之结合，然后使这些细胞通过一个存放于强而稳定磁场中的分选柱。分选柱里的基质造成一个高梯度磁场，被磁性标记的 $CD56^+$NK 细胞滞留在柱里，而未被标记的 $CD56^-$细胞则流出。将分选柱移出磁场，滞留柱内的 $CD56^+$NK 细胞就可以被洗脱出来，从而达到初步分离 $CD56^+$NK 细胞的目的。

【实验材料】

（1）淋巴细胞分离液如 Ficoll-Hypaque 分层液。
（2）MACS 的 CD56 标记磁珠。
（3）MACS 分离柱和分选磁场。
（4）用于除气的 PBS，常可用超声波除气。

【实验方法】

（1）将新鲜分离的 PBMC 细胞浓度调整为一定浓度，如 1×10^8 个/ml 淋巴细胞。

（2）加入适量非特异的鼠的 IgG（Fc 受体阻断剂，不同的磁珠可能不需要这一步，具体参考说明书）封闭液，4℃环境下孵育 30min，以封闭非特异性结合。

（3）加入适量 CD56 MicroBeads，振荡混匀，4℃环境下，保存 30min，每 10min 混匀一次。用 PBS 洗 2 次，用 500μl PBS 重悬细胞。

（4）将分选器放置在磁场中，加 0.5ml 超声除气的 PBS（含有 0.5% BSA 和 0.2mmol/L EDTA）冲洗分选柱，将磁珠标记后的细胞悬液加到分选柱上，让细胞沿分选柱流下，用 3ml PBS 冲洗分选柱，此时收集的细胞为 $CD56^-$细胞。

（5）将分离柱移出磁场，用 3ml PBS 冲洗分离柱，将原来靠磁铁作用吸附到分离柱上的细胞冲洗下来，此时收集的细胞是 $CD56^+$NK 细胞。

（6）用 PBS 洗涤收集的细胞 2 次，用完全 RPMI1640 重悬细胞，调整浓度为 1×10^6 个/ml，用 5% CO_2，37℃环境下培养。

（7）如需鉴定 NK 细胞分选纯度，将分选前细胞和分选后细胞用荧光标记 CD56 抗体染色，然后进行 FACS 检测鉴定。

【实验结果】

分选前 PBMC 含有多种细胞类型，如 NK 细胞、NKT 细胞、T 细胞等，经 MACS 重复分选 3～4 次后可获取 $CD56^+$NK 细胞及 $CD56^-$细胞群（图 5-3）。分选的 $CD56^+$NK 细胞纯度可达 90%以上。

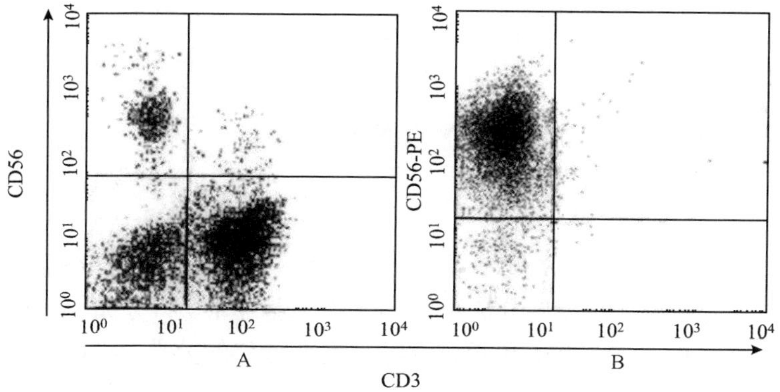

图 5-3 MACS 分选 NK 细胞的纯度鉴定

A. MACS 分选前的 PBMC；B. MACS 分选后的 NK 细胞

【注意事项】

1. 分离柱为细铁丝网，细胞悬液中不要有颗粒物质，分离过程中不要产生气泡。

2. MACS 分离细胞的纯度和得率，取决于磁珠所连接单抗的特异性和磁珠大小（磁性），然而太大的磁珠会影响细胞活性，也无法直接上流式细胞仪。

3. 本实验利用小磁珠，其直径约为 50nm。优点：对细胞温和，不影响分离细胞的后续培养；可直接上流式检测，不影响散射光。缺点：需要很强的磁场来分离细胞；分离速度很慢、得率不高；需要一次性的分离柱，不能在普通试管进行；成本昂贵。

Ⅱ. 流式细胞分选技术纯化 NK 细胞亚群

流式细胞术（flow cytometry，FCM）是 20 世纪 70 年代发展起来的一项科研技术，它集计算机技术、激光技术、流体力学、细胞化学、细胞免疫学于一体，同时具有分析和分选细胞的功能，可对群体细胞在单细胞水平上进行分析，在短时间内检测分析大量细胞，并收集、储存和处理数据，进行多参数定量分析，能够分类收集某一亚群细胞，分选纯度高于 95%。虽然免疫磁珠分选无需昂贵的大型仪器，设备相对便宜，方法简便易行，但分离效率较流式细胞仪分选低，且耗材相对较贵，适合无大型流式细胞仪设备且对分选细胞纯度要求不高的分选。流式细胞仪分选纯度高、回收率高，操作环境全封闭，污染机会较免疫磁珠分选小，但设备昂贵，技术复杂，需专业技术人员操作，操作费时，适合对细胞纯度和回收率要求较高的分选。对于多参数表型界定的细胞，如 $CD4^+$、$CD25^+$调节性 T 细胞；表达水平强弱不同的细胞，如 $CD56^{bright}$ 和 $CD56^{dim}$NK 的分选，流式细胞仪具有无可比拟的优势。而且，在低含量细胞的分选时，由于其回收率较高，分选后的细胞纯度较高，流式细胞仪分选技术也是上佳的选择。

【实验目的】

熟悉流式细胞术分选人 NK 细胞的原理和方法。

【实验原理】

NK 细胞以 CD56 的表达密度不同，分为 $CD56^{bright}$ 和 $CD56^{dim}$ 两群，分别执行不同的免疫功能，实验中常常需要分离不同的 NK 细胞亚群。将分离得到的外周血单个核细胞中加入荧光标记的 CD56 单抗，经过流式细胞仪的分选，可以获得高纯度的感兴趣的 NK 细胞亚群。

【实验材料】

（1）试剂：小鼠抗人 CD56 荧光抗体、小鼠 IgG。

（2）仪器：流式细胞仪。

【实验方法】

（1）将新鲜分离的 PBMC 细胞浓度调整为一定浓度，如 1×10^8 个/ml 淋巴细胞。

（2）加入适量无菌的鼠（与抗 CD56 单克隆抗体来源相同的鼠）的 IgG 封闭液，4℃环境下孵育 30min，以封闭非特异性结合。

（3）加入适量荧光标记的抗 CD56 单克隆抗体，振荡混匀，4℃环境下避光孵育 30min。用 PBS 洗 2 次，用 1～2ml PBS 重悬细胞，上机分选。

（4）分别分选 $CD56^{bright}$ 和 $CD56^{dim}$NK 细胞，且分选细胞纯度用 FACS 鉴定。

【实验结果】

FACS 分选后，获得高纯度的 $CD56^{bright}$NK 及 $CD56^{dim}$NK 细胞亚群（图 5-4），纯度可达 95%以上。

【注意事项】

1. 选用活力好的细胞进行分选，提高分选效果。
2. 各项操作时间尽量缩短，动作轻柔。

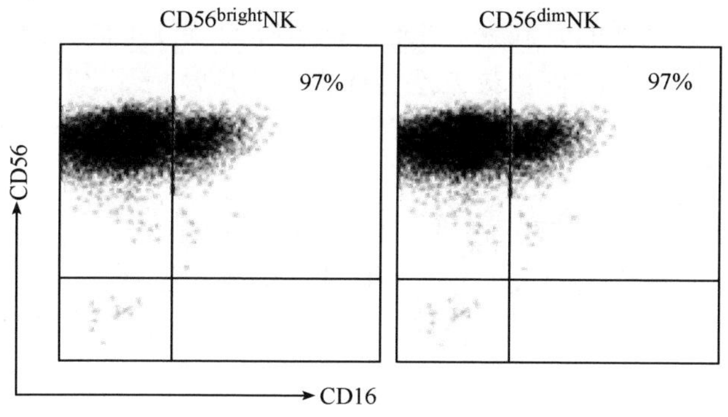

图 5-4　FACS 分选 NK 细胞亚群的纯度鉴定

3. 离心细胞时，速度与时间不宜过快和过长，避免对细胞造成损害。
4. 培养分选后细胞培养基中血清含量可适当提高。
5. 注意操作间的无菌环境和无菌操作。
6. 注意保证细胞悬液内无杂质，以防止堵住流式细胞仪。

【思考题】

1. $CD56^{bright}$NK 和 $CD56^{dim}$NK 细胞的功能有何不同？
2. 简述 NK 细胞表型。

实验四　小鼠骨髓树突状细胞的制备

树突状细胞（dendritic cell，DC）是一类具有树枝状突起的抗原提呈细胞，能够刺激初始 T 细胞活化，是机体特异性免疫应答的始动者。依据其来源不同，DC 可分为两类：来源于髓样干细胞的髓系 DC 和来源于淋巴样干细胞的淋巴系 DC，其中大多数属于髓系，即为“经典”的、常规意义上的 DC。DC 在体内广泛分布于血液、肝、脾、淋巴结及其他非免疫器官组织，但数量很少，在血液中仅占单个核细胞总数的 0.5%～1.0%。直接从外周血或组织中分离不仅操作复杂，而且细胞得率很低。因此，通过细胞因子诱导骨髓干细胞分化发育从而大量获取 DC，是研究此类细胞的有效手段。

【实验目的】

掌握细胞因子诱导小鼠 DC 的原理和制备方法。

【实验原理】

细胞因子 GM-CSF 和 IL-4 能影响骨髓干细胞或单核细胞的发育，使黏附的前体细胞发育为半黏附或悬浮的骨髓来源 DC，通过黏附特性不同分离大量 DC，再进行免疫磁珠分选使之进一步纯化。该方法目前得到了广泛应用。

【实验材料】

（1）动物：6～8 周龄 C57BL/6 小鼠或其他品系小鼠。

（2）75%乙醇、PBS 缓冲液、Tris-NH_4Cl 红细胞裂解液。

（3）RPMI-1640 完全培养液，pH 7.2～7.4，滤过除菌后 4℃环境下保存备用。

（4）小鼠重组 GM-CSF 浓度为 10ng/ml 和 IL-4 浓度为 1ng/ml，–20℃环境下保存备用。

（5）CD11c 免疫磁珠，MACS 磁性分选柱。

（6）器材：200 目不锈钢网、24G 针头、玻璃皿、剪刀、镊子、吸管、离心管、计数板、6 孔培养板。

【实验方法】

（1）颈椎脱臼处死小鼠，置入含 75%乙醇的烧杯中浸泡 3～5min。

（2）将小鼠移入超净工作台内，取其股骨并用 24G 针头冲洗出骨髓细胞。

（3）骨髓细胞悬液 800*g* 离心 10min，弃去上清液，加 Tris-NH_4Cl 裂解液室温作用 3～5min，裂解红细胞。

（4）加入 PBS 缓冲液中止裂解，混匀，800*g* 离心 10min，去上清液，收集细胞。

（5）用含 10%胎牛血清、10ng/ml GM-CSF 和 1ng/ml IL-4 的 RPMI-1640 培养基配成 1×10^6 个/ml 的细胞悬液，接种于 6 孔培养板，每孔 4ml。置 37℃、含 5% CO_2 的培养箱中培养 2～3 天。

（6）取出培养板，轻轻摇晃使非贴壁细胞悬起，弃去悬浮细胞，再缓慢加入 4ml 含 10%胎牛血清、10ng/ml GM-CSF 和 1ng/ml IL-4 的 RPMI-1640 培养液继续培养。

（7）培养至第 6 天，半量换液并继续培养 2 天。

（8）培养至第 8 天，收集悬浮细胞即为小鼠骨髓来源的未成熟 DC。加入 10ng/ml LPS 刺激 24h，即为成熟 DC。

（9）如需高度纯化的 DC，对收集的细胞应用 CD11c 免疫磁珠行阳性分选，获取 $CD11c^+$DC。

【实验结果】

（1）培养过程中每天观察细胞形态，2～3 天有细胞集落形成（图 5-5），4～5 天部分细胞开始脱落，5～8 天有大量未成熟 DC 悬浮。

（2）未成熟 DC 的形态为低密度，呈圆形或形状不规则，体积较大，表面有毛刺状突起，悬浮不贴壁。LPS 刺激成熟后，树突明显增多（图 5-6）。

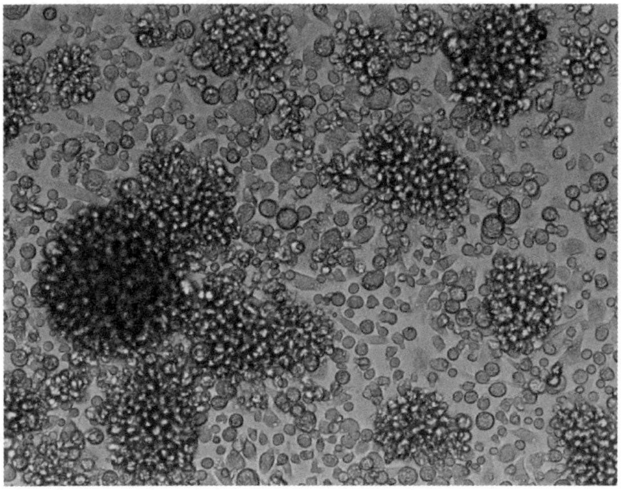

图 5-5　发育中的 DC 集落（光镜，200×）

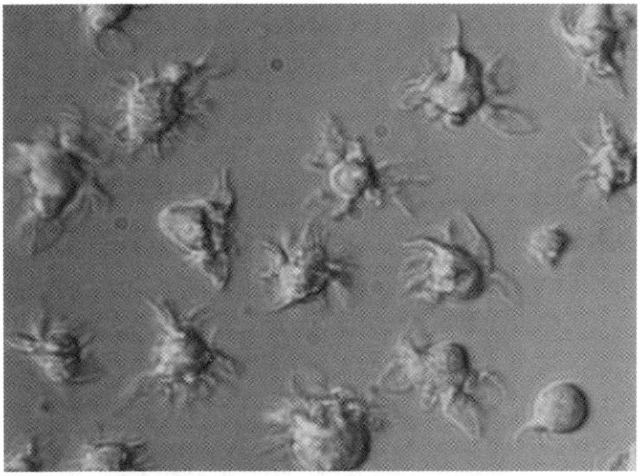

图 5-6　成熟的 DC（光镜，400×）

【注意事项】

1. 尽量缩短提取小鼠骨髓细胞的实验时间，使骨髓细胞尽快浸入培养液中。
2. 依据细胞总数选择适量的红细胞裂解液和合适的裂解时间。
3. DC 培养 2～3 天换液可去除增殖的 T 细胞、B 细胞和粒细胞。
4. 人 DC 的制备可首先分离外周血单个核细胞，继而按同样方法操作。

【思考题】

树突状细胞如何鉴定？

实验五　小鼠 $CD4^+T$ 淋巴细胞的分离

$CD4^+T$ 淋巴细胞是 T 淋巴细胞的重要组成部分，依据其表达的转录因子和分泌细胞因子的不同可分为 Th1、Th2、Th17 及 Treg 等不同 T 细胞亚群，它们是研究特异性免疫功能的重要靶细胞之一。目前用于分离纯化 $CD4^+T$ 细胞的方法主要有免疫磁珠分选术和流式细胞分选术。

【实验目的】

掌握免疫磁珠分离、纯化小鼠 $CD4^+T$ 淋巴细胞的原理和操作方法。

【实验原理】

将磁性微粒和抗体进行偶联，借助磁性微粒上的抗体能特异性识别靶细胞表面抗原的特性，让混有磁珠的细胞悬液通过磁场，导致结合有磁珠的细胞滞留在磁场中而未结合的细胞被洗脱，从而获得纯化的靶细胞，实现高效的分选和富集。

【实验材料】

（1）实验动物：6～8 周龄 C57BL/6 小鼠或其他品系小鼠。

（2）磁珠缓冲液：含 0.5% BSA 和 2mmol/L EDTA 的 PBS 缓冲液。

（3）荧光标记 CD4 抗体，Miltenyi CD4 磁珠，Miltenyi MS 分选柱，Miltenyi 分选系统（图 5-7）。

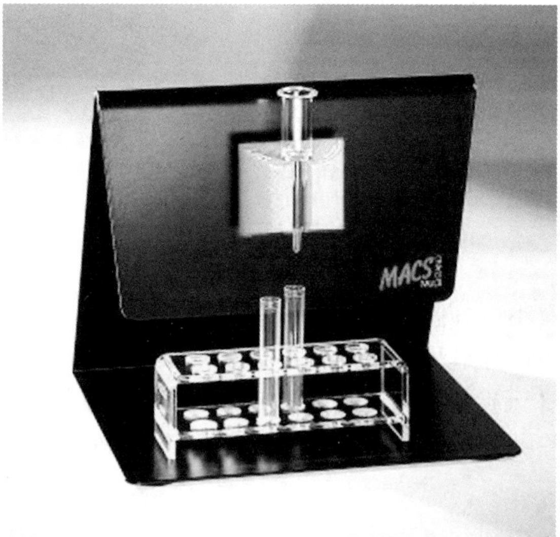

图 5-7　Miltenyi 免疫磁珠分选系统

（4）器材：离心管、计数板、微量加样器、磁珠分选器。

【实验方法】

（1）从淋巴组织、非淋巴组织或外周血制备单个细胞悬液。

（2）800*g* 离心 10min，弃去上清液，每 10^7 个细胞加 90μl 磁珠缓冲液重悬。

（3）每 1×10^7 个细胞加 10μl 抗 CD4 免疫磁珠，混匀，4～8℃环境下孵育 15min。

（4）磁珠缓冲液洗细胞一次，800*g* 离心 10min。

（5）弃去上清液，500μl 磁珠缓冲液重悬细胞（总数不超过 10^8）备用。

（6）将 MS 分选柱置于磁场中，500μl 磁珠缓冲液冲洗分选柱。

（7）将细胞悬液移入分选柱，细胞过柱并收集流出液。

（8）过柱完毕后 500μl 磁珠缓冲液冲洗分选柱，重复 3 次。

（9）从磁场中移走分选柱，加入 1ml 磁珠缓冲液，用活塞迅速挤出分选柱中滞留的细胞，即为阳性分选的 $CD4^+T$ 细胞。

（10）如需鉴定 $CD4^+T$ 细胞分选纯度，将分选前细胞和分选后细胞用荧光标记 CD4 抗体染色，然后行流式细胞术鉴定纯度。

【实验结果】

磁珠分选前细胞中含有 $CD4^+T$ 细胞和其他细胞，免疫磁珠重复分选 2～3 次后可获得 $CD4^+T$ 细胞，分选的 $CD4^+T$ 细胞经 FACS 检测纯度可达 90%（图 5-8）。

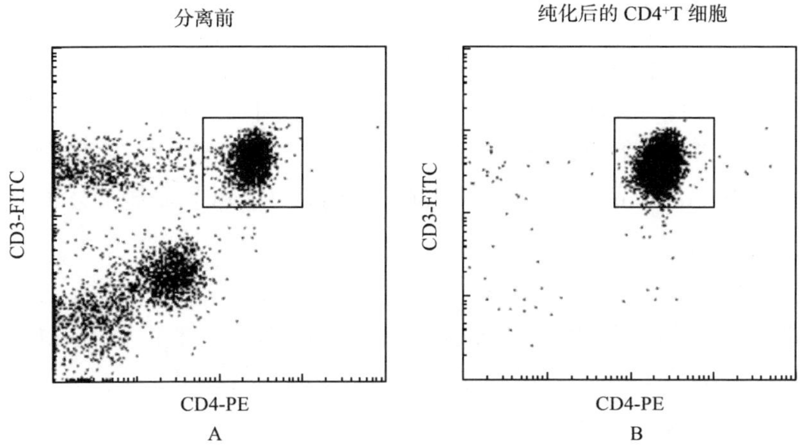

图 5-8　脾 $CD4^+T$ 细胞的分选及纯度鉴定

A. 分选前 $CD4^+T$ 细胞；B. 分选后 $CD4^+T$ 细胞

【注意事项】

1. 本方法采用免疫磁珠阳性分选，获取的细胞为所有表达 CD4 分子的细胞，因而有少量 NKT 细胞混杂。

2. 尽量缩短操作时间，使用预冷的液体，可有效地避免免疫磁珠与细胞非特异性结合。

3. 细胞分选前，尽量保证细胞处于单细胞状态，避免细胞成团、聚集。

4. 如果需要分选大量细胞，可用 LS 分选柱代替 MS 分选柱。

【思考题】

如果缺乏针对特定表面分子的免疫磁珠，则应如何分选？

实验六　小鼠脾 B 细胞的分离

脾是全身最大的外周免疫器官，淋巴细胞含量丰富。小鼠脾 T 细胞含量为 30%～40%，B 细胞含量为 55%～60%，所以分离小鼠 B 细胞，脾是最为方便的来源。以下介绍免疫磁珠法小鼠脾 B 淋巴细胞的分离。

【实验目的】

掌握应用免疫磁珠分选技术分离小鼠脾 B 细胞。

【实验原理】

CD19 分子是 B 细胞特有的表面标志之一，CD19 的表达贯穿于 B 细胞从 pro-B 至浆细胞的各个发育分化阶段的整个过程。将大鼠抗小鼠 CD19 抗体包被磁珠，再将淋巴细胞悬液与磁珠共孵育，则 B 细胞将被吸附在磁珠上，其他细胞则不被吸附，由此可分离出 B 细胞。常常利用 CD19 分选磁珠进行小鼠 B 细胞的分选。

【实验材料】

（1）磁珠分选过滤器，磁珠分选仪，LD 分选柱 MS 分选柱，德国 Miltenyi 公司。流式细胞仪，美国 BD 公司。

（2）抗 CD19-beads。

（3）抗小鼠 CD-19-FITC 流式抗体。

【实验方法】

（1）制备脾单细胞悬液：颈椎脱臼法处死小鼠，于 75%乙醇中浸泡 3～5min，无菌分离脾。剪碎后经Ⅳ型胶原酶消化 30min，MACS 溶液中 200 目筛网研磨过滤，红细胞裂解液裂解红细胞 3min，MACS 溶液洗两遍，计数。

（2）过滤：用磁珠分选过滤器处理细胞悬液，使其尽量成为单细胞悬液。收集细胞悬液过直径为 30μm 滤网，300*g* 离心 10min，收集细胞。

（3）分选缓冲液洗涤：将待分离的单个核细胞中加入预先配制好的免疫磁珠分选缓冲液 1ml 中，4℃环境下，300*g* 离心 10min，弃上清液。

（4）结合免疫磁珠：将细胞重悬于分选缓冲液，加入抗 CD19 MicroBeads（Mouse）10μl/10^7 个细胞，4℃环境下共同孵育 15min。

（5）洗涤：用 10～20 倍体积重悬细胞体积的分选缓冲液洗涤细胞，300*g* 离心 5min，4℃环境保存，弃上清液，重复 1 次。细胞重悬于免疫磁珠分选缓冲液 500μl，待过柱分选。

（6）润柱：将分离柱安装到磁场中，用分选缓冲液 500μl 预先润柱。

（7）上柱分离：将细胞悬液加入到分选柱中，待自然流出。用 PBS 500μl 洗分离柱，每次自然流出，重复 3 次。从磁场中取下分离柱，用分选缓冲液 1ml 冲出阳性结合 $CD19^+$B 淋巴细胞。

（8）纯度鉴定：取少量纯化的细胞，标记抗小鼠 CD19-PE 和 CD3-FITC 抗体，孵育，洗涤后用 200μl PBS 重悬细胞，上流式细胞仪检测。

【实验结果】

脾单细胞悬液经免疫磁珠重复分选 2～3 次后，可获得 $CD19^+$B 细胞，分选的 $CD19^+$B 细胞经 FACS 检测纯度可达 90%（图 5-9）。

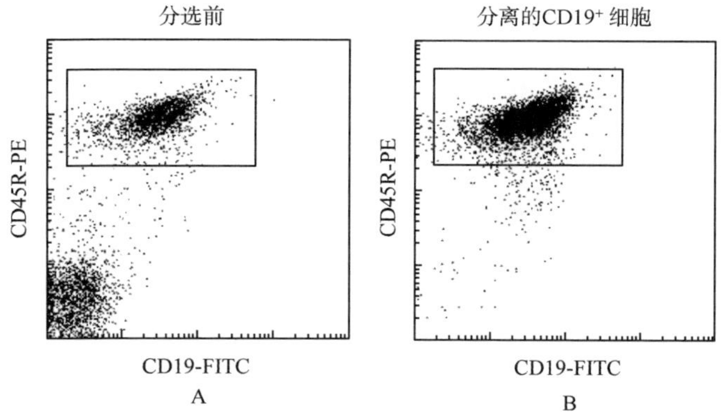

图 5-9　脾 $CD19^+$B 细胞磁珠分选及纯度鉴定

A. 分选前；B. 分选后

【注意事项】

1. 对于从组织分选细胞，需用磁珠分选过滤器处理细胞悬液，使其尽量成为单细胞悬液。

2. 细胞悬液加入分离柱中时，应将滴管伸至底壁后加入，避免细胞悬液沿管壁流入，使管壁残留未分选细胞，以致后续洗柱过程中，因疏忽未被洗下，最后导致纯度不高。

3. 操作中尽量减少细胞丢失，注意选用合适的离心机和离心管，离心力按照说明书操作，离心管最好选用 10ml 或者 15ml 塑料尖底离心管。

4. 如果过一个分选柱纯度不理想，可以再过一个新的分选柱增加纯度（分选前靶细胞比例低于 1%，或者弱表达细胞必须过 2 个分选柱）。

5. 低频弱表达细胞，注意标记抗体不能与磁珠有竞争性抑制。最好选择 MACS 推荐抗体。

【思考题】

免疫磁珠分选小鼠脾 B 细胞的原理是什么？

（杨　华　伊淑莹）

第六章 免疫细胞功能检测

体内的免疫细胞，可分为若干亚群，各有其特异的表面标志和功能，各种免疫细胞功能测定对于了解其在免疫应答中的作用及相互关系有着重要意义。免疫细胞的功能检测是用体外试验对机体各种参与免疫应答或与免疫应答有关的细胞进行分离、纯化鉴定、计数和功能测定，可借此判断机体的免疫水平，对临床认识疾病、探讨其发病机制、观察病情、判断预后、考核疗效及防治疾病等方面可提供极为有用的信息。

实验一 小鼠腹腔巨噬细胞吞噬鸡红细胞实验

巨噬细胞（macrophage，Mφ）是机体重要的免疫细胞，具有很强的吞噬和杀伤能力，是参与机体非特异性免疫防御的重要免疫细胞。巨噬细胞可作为效应细胞直接消除各种异物，巨噬细胞能吞噬和杀灭胞内寄生虫、细菌、自身衰老和死亡的细胞及肿瘤细胞。除此之外，巨噬细胞还具有抗原提呈作用和免疫调节作用，参与机体的免疫应答和免疫调节。本实验主要检测巨噬细胞的吞噬功能。检测吞噬功能的方法有多种，如检测对细菌的吞噬作用，也可检测对荧光标记的蛋白质分子如 OVA-FITC 的吞噬作用。本实验以检测腹腔巨噬细胞吞噬鸡红细胞的功能为例进行介绍。

【实验目的】

掌握颈椎脱臼法处死小鼠和腹腔注射的基本操作；掌握油镜观察巨噬细胞吞噬鸡红细胞后的形态变化。

【实验原理】

巨噬细胞具有吞噬异物大颗粒的特性，通常选用鸡红细胞作为吞噬颗粒，将其注入小鼠腹腔中，一定时间后，腹腔中巨噬细胞则将鸡红细胞吞入。取小鼠腹腔液推片、染色后即可见巨噬细胞吞噬鸡红细胞的现象。通过计算吞噬率或吞噬指数则可检测巨噬细胞的吞噬功能。

$$吞噬率=\frac{吞噬鸡红细胞的巨噬细胞数}{100个巨噬细胞}\times 100\%$$

$$吞噬指数=\frac{吞噬的鸡红细胞总数}{100个巨噬细胞}\times 100\%$$

【实验材料】

（1）实验动物：昆明种小鼠。

（2）试剂：1%鸡红细胞悬液、瑞氏染液、6%可溶性淀粉肉汤培养液、生理盐水、蒸馏水。

（3）其他器材：眼科剪、眼科镊、解剖板、无菌注射器、显微镜、镜油、载玻片、试管夹、一次性吸管、吸水纸等。

【实验方法】

（1）实验前 2～3 天，于小鼠腹腔内注射 6%可溶性淀粉肉汤 1ml，主要目的是诱导巨噬细胞活化并诱导其游出腹腔。

（2）实验当天，于小鼠腹腔内注射新鲜制备的 0.5～1ml 1%鸡红细胞悬液，并轻揉腹部。

（3）注射后 30min，采用颈椎脱臼法处死小鼠，然后将小鼠置于解剖板上，用眼科剪、镊子先剪开小鼠腹部皮肤，再剪开腹膜，暴露腹腔。

（4）用吸管取 1 滴腹腔液滴于载玻片上，用另一载玻片进行推片，自然干燥。

（5）瑞氏染色，将瑞氏染液数滴滴于载玻片，以覆盖细胞为宜，轻轻晃动混匀染 30s；然后滴加等量蒸馏水于玻片，轻轻晃动混匀，染 3min；流水轻轻冲洗后，吸水纸吸干水分。

（6）油镜观察。滴一滴镜油，露珠样大小即可，选取 100×物镜进行油镜观察。

【实验结果】

镜下可见巨噬细胞呈圆形或不规则形，被染成蓝色。鸡红细胞成梭形，胞质呈红色，而细胞核呈蓝色，被吞噬后由于挤压作用则呈圆形或椭圆形。小鼠红细胞比鸡红细胞小，圆形、无细胞核且中间透亮（图 6-1）。

【注意事项】

1. 小鼠腹腔注射时右手持注射器，左手的小指和环指抓住小鼠的尾巴，另外三个手指抓住小鼠的颈部，使小鼠的头部向下。这样腹腔中的器官就会自然倒向胸部，防止注射器刺入时损伤大肠、小肠等器官。进针的动作要轻柔，防止刺伤腹部器官。

2. 如小鼠腹腔液过少时，可滴加适量的生理盐水，让腹腔中的巨噬细胞溶解于生理盐水后再进行吸取。

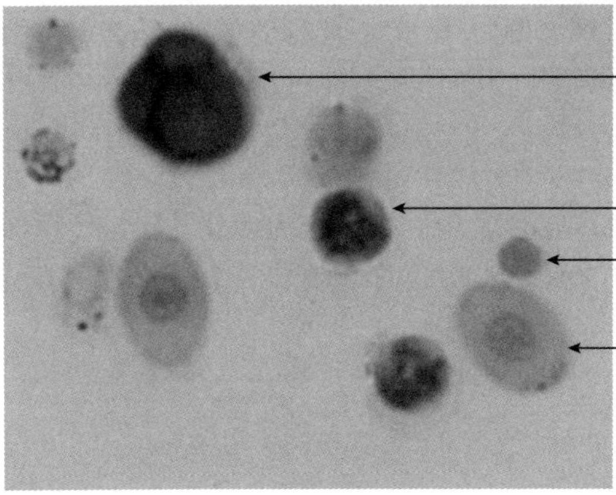

图 6-1　油镜下观察巨噬细胞吞噬鸡红细胞（100×）

3. 推片的目的是保持细胞单层，注意不要来回涂，防止因细胞重叠而导致错误的判断。

4. 染色过程不要让染液干掉，在染色过程中可以补加染液及等量的蒸馏水。

【思考题】

1. 实验前为什么要注射 6%可溶性淀粉肉汤？
2. 染色过程中为什么要滴加等量的蒸馏水？
3. 还可用什么方法检测巨噬细胞的吞噬功能？

实验二　^{51}Cr 释放法检测 NK 细胞杀伤活性的测定

自然杀伤细胞（natural killer cell，NK）存在于人或动物的外周血、脾、淋巴结、肝和骨髓等多种组织和器官中，能杀伤某些肿瘤细胞及病毒感染的靶细胞，其杀伤活性不依赖于抗原或有丝分裂原刺激，也不依赖抗体或补体，因此在抗病毒、抗肿瘤及免疫调节的天然免疫中发挥重要作用。检测 NK 细胞活性常用的方法有 ^{51}Cr 释放法、^{3}H-TdR 释放法、四甲基偶氮唑盐[3-(4,5-dimethylthiazol-2-yl)-2, 5-diphenyltetrazolium bromide，MTT]法、乳酸脱氢酶（lactate dehydrogenase，LDH）法。本实验以 ^{51}Cr 释放法为例进行 NK 细胞活性测定。

【实验目的】

掌握 ^{51}Cr 释放法测定 NK 细胞杀伤活性的原理及实验方法。

【实验原理】

将用放射性核素 ^{51}Cr 标记的靶细胞与 NK 细胞共同培养时，靶细胞可被 NK 细胞杀伤。放射性核素便从被杀伤的靶细胞中释放出来，其释放的量与NK细胞活性呈正比。通过γ计数仪测定培养上清液中放射性强弱即可反应NK细胞的杀伤活性。

【实验材料】

（1）靶细胞：检测人的NK细胞活性常用的靶细胞为体外传代慢性粒细胞白血病细胞株 K_{562} 或小鼠淋巴瘤细胞株YAC-1。实验时一般采用24～48h培养的细胞作为靶细胞。

（2）效应细胞：人外周血单个核细胞或小鼠脾细胞。

（3）主要试剂：RPMI 1640完全培养液、淋巴细胞分离液、铬酸钠（$Na_2{}^{51}CrO_4$）及2%（*V*/*V*）TritonX-100。

（4）器材：γ计数仪、CO_2 培养箱、倒置显微镜、96孔圆底细胞培养板等。

【实验方法】

1. 制备靶细胞

（1）取对数生长期的K562或YAC-1细胞（存活率>95%），离心后用RPMI 1640完全培养液调整细胞浓度至 4×10^6 个/ml。

（2）以 1×10^6 个细胞加入200μCi的量加入 ^{51}Cr 液，轻轻混匀。保持100μl体系，置37℃、5% CO_2 培养箱中温育60min。

（3）温育后，用RPMI 1640完全培养液洗涤3次，每次800*g* 离心10min，除去游离的 ^{51}Cr。

（4）计数活细胞，用完全RPMI 1640培养液调整细胞浓度至 1×10^5 个/ml，如暂时不用，可放置于4℃冰箱内保存。同时检测细胞的 ^{51}Cr 标记率，一般要求标记率>0.1cpm/个细胞。

2. 制备效应细胞

按常规方法分离外周血单个核细胞（PBMC）或小鼠脾细胞，用完全RPMI 1640培养液配制成 1×10^6 个/ml的细胞悬液，即可作为NK细胞的来源。

3. 效应细胞杀伤靶细胞试验

（1）在无菌操作条件下，于96孔圆底培养板中每孔加入一定量的效应细胞，按设定效靶比（E/T）加入对应比例的靶细胞，保持200μl反应体系。每份标本做3个复孔。同时设自然释放对照孔（0.1ml 靶细胞+0.1ml RPMI-1640 完全培养液）和最大释放孔（0.1ml靶细胞+0.1ml 1% TritonX-100），放置37℃、5% CO_2 培养箱内孵育4h。

（2）取出后1000r/min离心10min，用微量移液器吸出各孔上清液0.1ml，加入放射免疫管中，用γ计数仪测其放射活性，结果以每分钟计数（count perminute，cpm）表示。

【实验结果】

根据下式计算 ^{51}Cr 自然释放率和NK细胞活性：

$$^{51}\text{Cr 自然释放率(\%)}=\frac{\text{自然释放管cpm均值}}{\text{最大释放管cpm均值}}\times 100\%$$

$$\text{NK 细胞活性(\%)}=\frac{\text{试验管cpm均值}-\text{自然释放管cpm均值}}{\text{最大释放管cpm均值}-\text{自然释放管cpm均值}}\times 100\%$$

【注意事项】

1. 操作 ^{51}Cr 溶液或 ^{51}Cr 标记细胞时，应严格遵守放射性核素操作条例。

2. 一般要求 ^{51}Cr 自然释放率<15%，测试中如果细胞自然释放超过 20%，结果不可靠。

3. 因活力低的靶细胞自发释放较高，所以要求靶细胞应为对数生长期细胞，细胞活力>95%。

4. ^{51}Cr 标记时总体积以 0.1ml 左右为宜。

5. 效应细胞与靶细胞 E/T 比值要适当，控制杀伤率在 60%左右。

6. ^{51}Cr 标记细胞在最后一次洗涤后应尽快加入效应细胞中。

【思考题】

1. ^{51}Cr 释放法测定 NK 细胞活性的原理是什么？

2. 影响 ^{51}Cr 释放法结果的因素有哪些?

实验三　细胞毒性 T 细胞功能测定

细胞毒性 T 细胞（cytotoxic T lymphocyte，CTL）是特异性细胞免疫的主要效应细胞之一，一般指 $CD8^+$T 细胞，具有特异而高效地杀伤靶细胞的能力。其介导的细胞免疫效应主要在抗病毒免疫、抗肿瘤免疫和移植排斥反应中发挥重要作用。CTL 对靶细胞的杀伤首先基于对靶细胞表面特异性抗原的识别，可以通过其 TCR 识别靶细胞表面的抗原肽-MHCI 分子复合物、$CD8^+$分子识别 MHCI 分子的非多态性部位及协同刺激分子提供的信号而活化。活化的 CTL 通过脱颗粒或直接接触杀伤靶细胞，杀伤机制包括释放穿孔素、颗粒酶导致靶细胞凋亡和坏死；表达死亡受体的配体结合靶细胞表面的死亡受体如 FasL/Fas、TNFα/TNFαR 等导致靶细胞的凋亡。目前，存在许多检测 CTL 杀伤效应的技术和方法，较经典的方法如 ^{51}Cr 释放法、乳酸脱氢酶（LDH）释放法及报告基因 β-gal 等转染法；荧光测定法是近年来发展的一种新方法，尤其是 CFSE/PI 双标记技术检测 CTL 杀伤效应的流式细胞术技术，具有客观、无污染、准确性好等优点。下面我们将介绍 CFSE/PI 双标记的 CTL 杀伤活性检测方法。

【实验目的】

掌握 CFSE/PI 双标记法检测 CTL 杀伤活性的实验技术。

【实验原理】

CFSE 是一种膜通透性的荧光素染料，对细胞可进行跟踪标记；PI 是一种广泛用于细胞凋亡研究的核酸染料，与凋亡细胞的 DNA 结合。根据 CFSE 和 PI 两种荧光染料光谱不重叠的特性，在效靶结合之前，将靶细胞先用 CFSE 染色，效靶作用之后用 PI 染色，即可区分靶细胞的凋亡情况，即 $CFSE^+PI^+$双阳性细胞为特异性死亡的靶细胞。并且流式细胞术具有分析单细胞水平的能力，即可准确检测靶细胞的死亡情况，从而测定效应细胞 CTL 的杀伤活性。

【实验材料】

（1）实验动物：C57BL/6 小鼠、OT-I 转基因小鼠。

（2）试剂：CFSE、PI 染料；1640 培养基、PBS 缓冲液；$OVA_{257\text{-}264}$肽等。

（3）仪器与设备：倒置荧光显微镜、流式细胞仪、台式高速冷冻离心机及 5% CO_2 孵箱等。

【实验方法】

（一）体外检测 CTL 杀伤效应

1. 抗原特异的效应 T 细胞 CTL 制备

制备方法可采用以下两种。

（1）用抗原肽直接刺激：FACS 分选 OTI 肽特异的 $CD8^+T$ 细胞按 2×10^6 个/ml，共 2ml，接种于六孔板；同时加入 2μg/ml 抗 CD3、10μg/ml 抗 CD28 及 10μg/ml $OVA_{257\text{-}264}$抗原肽刺激。5% CO_2，37℃培养箱培养 3 天后，收集细胞，即抗原肽特异性 CTL 作为效应细胞。

（2）用抗原肽孵育后的 DC 刺激：将 10μg/ml $OVA_{257\text{-}264}$抗原肽孵育同系小鼠的 DC，然后将 DC 与 OTI 肽特异的 $CD8^+T$ 细胞按 1∶1 的比例进行共培养。3 天后，收集细胞，即抗原肽特异性 CTL 作为效应细胞。

2. 制备靶细胞

无菌分离小鼠脾细胞作为靶细胞。

（1）抗原肽特异的 $CFSE^{hi}$ 靶细胞制备：10μg/ml $OVA_{257\text{-}264}$肽孵育脾细胞 35min，PBS 洗一遍；然后取 5×10^6 个脾细胞用 1ml PBS 重悬后，加入 1μmol/L CFSE 室温标记 20min。再加入 4ml 胎牛血清终止，PBS 洗 2 次，调整细胞浓度为 1×10^5 个/ml，取 100μl 加入 96 孔圆底板作为靶细胞。

（2）非特异性的 $CFSE^{low}$ 靶细胞制备：取 5×10^6 脾细胞用 1ml PBS 重悬后，加入 0.1μmol/L CFSE 室温标记 20min。再加入 4ml 胎牛血清终止，PBS 液洗 2 次，调整细胞浓度为 1×10^5 个/ml，取 100μl 加入 96 孔圆底板作为阴性对照。

3. CTL 杀伤活性测定［体外(*in vitro*)］

收集效应细胞，PBS 洗两遍后调整细胞浓度为 $5×10^6$ 个/ml（效靶比 50∶1）和 $1×10^7$ 个/ml（效靶比 25∶1），各取 100μl 分别与 100μl 靶细胞混合，5% CO_2，37℃培养箱共同孵育为 6～12h。作用完毕后，100μl binding buffer 重悬细胞，加入 12.5μl PI（终浓度为 12.5μg/ml），室温染色 20min。再补加 400μl binding buffer 混匀后，上机检测。

（二）体内检测 CTL 杀伤活性

（1）FACS 分选 OTI 肽特异的 $CD8^+$T 细胞，调整细胞浓度为 $1×10^7$ 个/ml，给 C57BL/6 小鼠静脉回输 200μl，同时回输 1μg OTI 抗原肽。

（2）制备靶细胞：无菌分离小鼠脾细胞作为靶细胞。抗原肽特异的 $CFSE^{hi}$ 靶细胞和非特异性的 $CFSE^{low}$ 靶细胞。方法同上。

（3）回输 OTI 肽特异的 $CD8^+$T 细胞 7 天后，静脉等量回输抗原肽特异的 $CFSE^{hi}$ 靶细胞和非特异性的 $CFSE^{low}$ 靶细胞，$2×10^6$ 个/ml，各 200μl。

（4）4h 后处死小鼠，取脾制备单细胞悬液，进行 PI 染色，检测 CTL 杀伤活性。

【实验结果】

$$杀伤率=\frac{阴性对照靶细胞存活率(\%)-抗原肽特异靶细胞存活率(\%)}{阴性对照靶细胞存活率(\%)}$$

或者

$$杀伤率=\frac{阴性对照靶细胞死亡率(\%)-抗原肽特异靶细胞死亡率(\%)}{100-阴性对照靶细胞死亡率(\%)}$$

【注意事项】

1. CFSE 的标记浓度要适中，标记后要彻底清洗残余的 CFSE 溶液。
2. 必须设阴性靶细胞对照组作为内参。
3. 体内检测时，作用时间不能太长，最好时间为 4h。

【思考题】

细胞毒 T 细胞发挥细胞毒作用的机制是什么？

实验四　树突状细胞对 $CD4^+$T 细胞的活化和增殖作用检测

树突状细胞（DC）是机体内抗原提呈能力最强的抗原提呈细胞，其主要功能是摄取、加工和提呈抗原，启动特异性免疫应答，其最大特点是能刺激初始 $CD4^+$T 细胞（naive T cell）的增殖。传统体外检测 DC 功能的方法常用混合淋巴细胞反应实验，以目前流行的流式细胞术对 DC 的抗原提呈功能进行检测，主要依据 DC 提呈抗原后，可刺激初始 T 细胞活化和增殖。检测 T 细胞增殖的方法有 Ki67，BrdU 掺入法及 CFSE 标记法等。本实验以 CFSE 标记法检测 T 细胞的增殖为例进行说明。同时检测 T 细胞的活化功能，可通过 T 细胞活化的表面标记分子如 CD69 和 CD44 等，使用流式细胞仪进行检测。

【实验目的】

掌握流式细胞术检测 T 细胞活化和增殖的基本技术操作及流式细胞检测图的结果分析。

【实验原理】

鸡卵白蛋白（ovalbu min，OVA）也称鸡卵血清白蛋白，$OVA_{323\text{-}339}$ 为人工合成的 OVA 抗原肽中的一段短肽，将其与 DC 共同孵育后，DC 可以将其提呈给特异性识别 $OVA_{323\text{-}339}$ 的 OTⅡ小鼠的 $CD4^+T$ 细胞，从而刺激 $CD4^+T$ 的增殖。使用荧光染料羟基荧光素二醋酸盐琥珀酰亚胺脂（5，6-carboxyfluorescein diacetate，succinimidyl ester，CFSE）标记 $CD4^+T$ 细胞，在 DC 与 T 细胞混合培养的过程中，DC 提呈 OVA 抗原肽，刺激 OVA 特异性的 $CD4^+T$ 的增殖，CFSE 则掺入到增殖及分裂的 T 细胞中，通过流式细胞仪检测 CFSE 的荧光分裂峰，判断 T 细胞的增殖能力，同时也间接反映了 DC 的抗原提呈功能。在检测增殖的同时，可通过相应的单克隆抗体标记 T 细胞活化标志 CD69 和 CD44 等分子进行 T 细胞活化功能的检测。

【实验材料】

（1）实验动物：OTⅡ转基因小鼠，其 $CD4^+T$ 细胞的 TCR 能特异性识别 $OVA_{323\text{-}339}$。

（2）试剂：CFSE、$OVA_{323\text{-}339}$ 肽、抗 CD4-FITC 磁珠、抗 CD4-FITC、抗 CD69-PE、抗 CD44-APC、胎牛血清（fetal calf serum，FCS）、RPMI 1640 培养基等。

（3）主要器材：流式细胞仪、倒置显微镜、细胞计数板。

【实验方法】

1. DC 的分离培养及处理

（1）无菌分离培养 DC，脂多糖（lipopolysaccharides，LPS）诱导 DC 成熟。也可参照磁珠分选和流式细胞仪分选细胞的方法，通过抗 CD11c 磁珠抗体标记后，免疫磁珠法及流式分选的方法制备脾脏或淋巴结 $CD11c^+DC$。

（2）用含 10% FCS 的 RPMI 1640 配成 2×10^5 个/ml 细胞悬液，作为刺激细胞。

2. T 细胞的分离培养及标记

（1）无菌取 OTⅡ小鼠脾细胞悬液，加入抗 CD4-FITC 单抗磁珠及抗 CD62L-PE 进行标记后，通过免疫磁珠及流式细胞仪分选纯化 $CD4^+CD62L^+T$ 细胞。

（2）计数细胞，配成 2×10^7 个/ml 浓度的细胞悬液。

（3）边涡旋边加入终浓度 5μmol/L 的 CFSE，4℃环境下孵育 15min。

（4）加入 5 倍体积的含 10%FCS 的 PBS 洗涤 3 次，800*g* 离心 8min。

（5）细胞计数板计数，用含 10% FCS 的 RPMI 1640 配成 2×10^6 个/ml 的细胞悬液，作为反应细胞。

3. DC 提呈 $OVA_{323\text{-}339}$ 后刺激 $OVA_{323\text{-}339}$ 特异性 $CD4^+T$ 细胞活化和增殖

（1）将（刺激细胞）与 $CD4^+T$ 细胞（反应细胞）等体积混合，加入终浓度为 1μg/ml $OVA_{323\text{-}339}$ 肽，于 37℃ 5%CO_2 培养箱中孵育 72h。

（2）收集共培养细胞，按常规流式抗体标记方法标记抗 CD4-FITC、抗 CD69-PE、抗 CD44-APC。

（3）流式细胞仪检测。

【实验结果】

（1）DC 与 $CD4^+CD62L^+T$ 细胞共培养 72h 后，于倒置显微镜下观察 $CD4^+T$ 细胞的增殖。

（2）DC 与 $CD4^+CD62L^+T$ 细胞共培养 72h 后，收集细胞，流式细胞仪检测各组细胞 CFSE 分裂峰，并计数 $CD4^+T$ 细胞增殖的绝对数。结果如图 6-2 所示，DC 提呈抗原肽后，刺激 T 细胞增殖。T 细胞每分裂增殖一次，则出现一次分裂峰，并且每分裂增殖一代，荧光强度减弱一半，因此增殖的细胞（左侧曲线）相对于未增殖的空白对照细胞（右侧曲线）峰值左移。

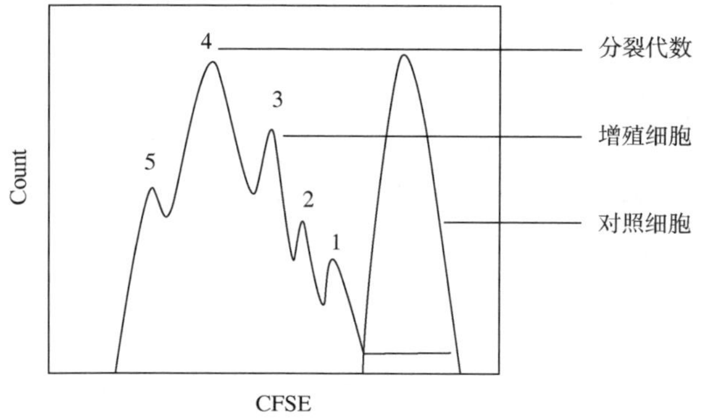

图 6-2　DCs 刺激 $CD4^+T$ 细胞增殖的流式细胞术检测结果示意图

（3）于同样时间点检测 $CD4^+T$ 细胞活化。以 $CD4^+CD69^+T$ 细胞为早期活化的 T

细胞，以 $CD4^+$、$CD44^+$T 细胞作为晚期活化的 T 细胞。

【注意事项】

1. DC 和 T 细胞的比例通常为 1∶10～1∶2.5。
2. CFSE 标记时，注意边涡旋振荡边迅速加入 CFSE，否则分裂峰图形不理想。
3. 对照组可以不加 DC 而只加 $CD4^+CD62L^+$T 细胞。
4. T 细胞和 DC 来源于同一近交系小鼠，如 C57BL/6J 基因背景，切不选用其他品系如 BalB/C 小鼠制备的 DC。

【思考题】

1. 流式细胞术检测 DCs 抗原提呈功能的原理是什么？
2. 为什么要用 OT_2 小鼠分离的 $CD4^+$、$CD62L^+$T 细胞而不用普通小鼠分离的 $CD4^+$、$CD62L^+$T 细胞？

实验五　树突状细胞诱导 $CD4^+$T 细胞分化作用检测

树突状细胞可作为一种功能最强的抗原提呈细胞，提呈抗原后除了诱导初始 $CD4^+$T 细胞的活化和增殖，在一定的条件下，也可诱导 T 细胞分化为 Th1、Th2、Th17 或调节性 T 细胞（regulatory T cell，Treg）等 T 细胞亚群。本实验介绍体外检测 DC 对 $CD4^+$T 细胞分化的诱导作用。主要是通过细胞内细胞因子或转录染色及流式细胞仪进行检测。

【实验目的】

掌握细胞内细胞因子染色及 Foxp3 染色的操作过程；熟悉检测树突状细胞诱导 $CD4^+$T 细胞分化作用的实验流程。

【实验原理】

OTⅡ小鼠的 $CD4^+$T 细胞的 TCR 可特异性识别 OVA 抗原肽中的一段短肽 $OVA_{323\text{-}339}$，将 OTⅡ小鼠的 $CD4^+$T 细胞与 DC 共同孵育后，DC 可以将抗原肽提呈给 OTⅡ小鼠的 $CD4^+$T 细胞，从而刺激 $CD4^+$T 的活化、增殖和分化。由于初始 $CD4^+CD62L^+$T 细胞是一种具有高度可塑性的细胞，在不同的刺激条件下，可诱导其分化为 Th1、Th2、Th17 或 Treg。根据各亚群分泌细胞因子及表达转录因子的不同进行区分。由于要检测细胞表达的细胞因子和转录因子，因此主要通过细胞内细胞因子染色，首先染细胞膜表面的 CD4，然后破膜后再染细胞内相应的细胞因子和 Foxp3，最后通过流式细胞仪可以将其分别检测出来。

【实验材料】

（1）实验动物：OTⅡ转基因小鼠，其 $CD4^+T$ 细胞能特异性识别 $OVA_{323\text{-}339}$。

（2）试剂：$OVA_{323\text{-}339}$ 肽、抗 CD16/CD32 封闭液、抗 CD4-磁珠、抗 CD11c 磁珠、抗 CD4-e450、抗 CD62L-PE、抗 IFN-γ-APC、抗 IL-4-PE、抗 IL-17-Percp、抗 Foxp3-PE。FCS、RPMI 1640 培养基等。

（3）主要器材：流式细胞仪、磁珠分选器、低温冷冻离心机、细胞计数板、加样器、吸头等。

【实验方法】

1. 树突状细胞诱导 Th1、Th2 和 Th17 细胞分化作用的检测

（1）按第五章实验四和实验五相同的方法制备 DC 和 T 细胞，将 DC 和 T 细胞共培养 3 天后，加入 MACS 液，800*g* 离心 5min 进行洗涤。

（2）加入含佛波酯（phorbol ester，PMA）（20ng/ml）、离子霉素（Ionomycin）（1μg/ml）和布雷菲德菌素 A（Brefeldin A）（5μg/ml）的 10%FBS 1640 培养基的刺激液于 37℃，CO_2 培养箱中刺激 5h。

（3）刺激 5h 后，加入 MACS，800*g* 离心 5min 进行洗涤。加入 100μl MACS 液重悬细胞。

（4）加入 1μl CD16/CD32（1∶100）封闭 5min。

（5）加入 CD4-FITC，冰上避光标记 15min。

（6）加入 PBS，800*g* 离心 3min。重复洗涤一次。

（7）加入 A430，冰上孵育 15min。

（8）加入固定/破膜液固定并破膜 20min。

（9）加入破膜洗液，800*g* 离心 3min。重复洗涤一次。

（10）加入用固定/破膜液配制的抗 IL-17 单克隆抗体和抗 IFNγ 单克隆抗体，抗 IL-4 单克隆抗体，冰上避光孵育 30min。

（11）加入 Perm/wash 液，800*g* 离心 3min。重复洗涤一次。

（12）流式细胞检测。结果如图 6-3 所示，将 $CD4^+IFN\gamma^+$ 细胞作为 Th1 细胞；将 $CD4^+IL\text{-}4^+$ 细胞作为 Th2 细胞；将 $CD4^+IL\text{-}17^+$ 的细胞作为 Th17 细胞。

2. 树突状细胞诱导 Treg 细胞分化作用的检测

（1）按上述方法将 DC 和 T 细胞共培养。共培养 3 天后，加入 MACS，800*g* 离心 5min 进行洗涤。加入 100μl MACS 液重悬细胞。

（2）加入 1μl CD16/CD32（1∶100）封闭 5min。

（3）加入 CD4-e450，冰上避光标记 15min。

（4）加入 PBS，800*g* 离心 3min。重复洗涤一次。

（5）加入 A430，冰上标记 15min。

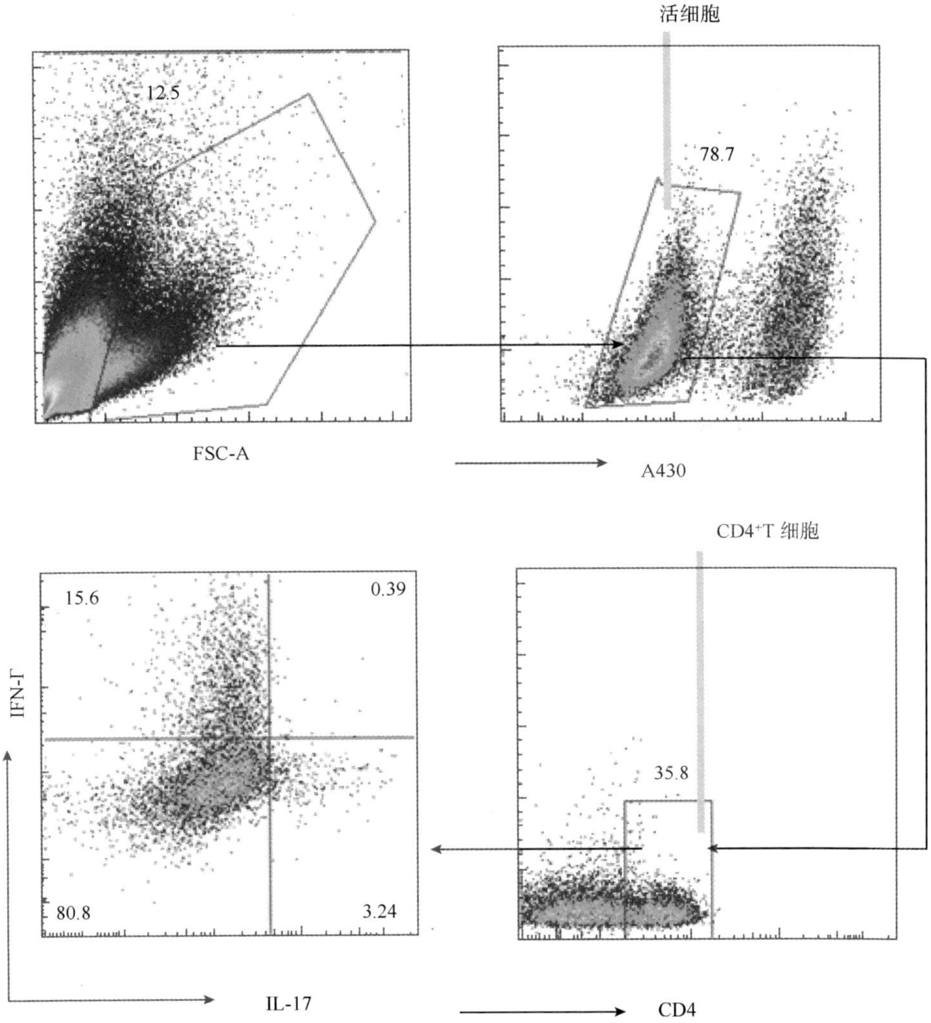

图 6-3　T 细胞分化为 Th1 和 Th17 流式检测

（6）加入 Fixation/Permeabilization 液固定并破膜 30min。

（7）加入 Perm/wash 液，800*g* 离心 3min。重复洗涤一次。

（8）用 Fixation/Permeabilization 液配制抗 Foxp3 单克隆抗体冰上避光染色 30min。

（9）加入 Perm/wash 液，800*g* 离心 3min。重复洗涤一次。

（10）流式细胞检测。将 $CD4^+Foxp3^+$的细胞作为 Treg 细胞。

【实验结果】

（1）Th1 和 Th17 流式结果如图 6-3 所示。先选定活细胞，再选定活细胞门内的 $CD4^+T$ 细胞，最后分析 $CD4^+T$ 细胞中 IFNγ 单阳性的细胞即为 Th1 细胞，而 $CD4^+T$ 细胞中 IL-17 单阳性的细胞即为 Th17 细胞。Th2 的分析策略类似。

（2）Treg 检测流式结果如图 6-4 所示。流式分析时先选定活细胞中的 $CD4^+T$ 细胞，再选定 CD4 门中 $CD4^+Foxp3^+T$ 细胞即为 Treg。

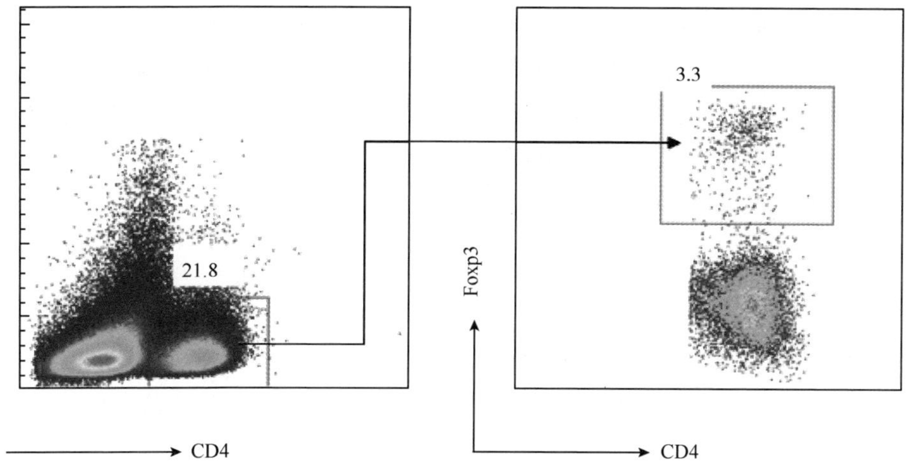

图 6-4　T 细胞分化为 Treg 流式检测

【注意事项】

1. 注意流式抗体标记时破膜时间不可过长，细胞内细胞因子及 Foxp3 染色时间可适当延长。
2. 整个操作过程注意低温、避光。
3. 检测 Treg 细胞表达时，无需用刺激液进行刺激，可直接进行抗体标记检测。

【思考题】

1. 检测 Th 细胞亚群和 Treg 为什么用细胞内细胞因子染色？
2. 检测 Th 细胞亚群为什么需要刺激？
3. 细胞内细胞因子染色是否可以同时染表面分子和胞内分子？

实验六　调节性 T 细胞免疫抑制功能实验

调节性 T 细胞（regulatory T cell，Treg）是调控体内自身免疫反应性的细胞群，可分为天然产生的自然性 Treg（natural Treg，nTreg）和诱导产生的适应性 Treg（inducible Treg，iTreg），此外还有 $CD8^+Treg$ 等。nTreg 主要为 $CD4^+CD25^+Treg$，首次由日本学者 Sakaguchi 等于 1995 年报道，最早证明这群细胞可以抑制自身免疫病的发生，介导的免疫调节作用是维持自身免疫耐受的关键。由于这类细胞表面持续表达 IL-2 受体 α 链（IL-2Rα，CD 25 分子），故命名为 $CD4^+CD25^+Treg$。$CD4^+CD25^+Treg$

主要分布于人体的胸腺、外周血、淋巴器官及脐静脉血中。在小鼠和健康人体中约占外周血及脾 $CD4^+T$ 细胞的 5%～10%，这群细胞除表达 CD4 分子和 CD25 分子外，其特征标志为高表达转录因子 Foxp3，Foxp3 不仅作为 $CD4^+CD25^+Treg$ 的标志分子，还是决定这群细胞功能的关键基因。但 Foxp3 是需要破膜的胞内染色，不适用于活细胞的分离，因此与 Foxp3 表达呈负相关的 CD127 是分离这群细胞一个好的标记分子。iTreg 是由小剂量抗原或免疫抑制性细胞因子诱导由外周幼稚 T 细胞发育而成，包括 Tr1、Th3 等细胞，通过分泌 IL-10 和 TGF-β 发挥免疫负调控作用。大量研究表明，$CD4^+CD25^+Treg$ 不仅在自身耐受的获得和维持及自身免疫的防御中发挥重要作用，在肿瘤、移植耐受和抗病原体感染等免疫反应调节中也扮演着重要的角色。

【实验目的】

掌握检测 Treg 免疫抑制功能实验的方法。

【实验原理】

$CD4^+CD25^+Treg$ 的免疫抑制性是指经 TCR 介导的信号刺激活化后能抑制 $CD4^+CD25^-T$ 细胞的活化和增殖。Treg 对 T 细胞增殖的抑制作用可通过两种方式进行，即细胞间直接接触，可通过细胞表面的标记分子之间的相互作用；或通过其分泌的 TGFβ 和 IL-10 这两种免疫抑制因子发挥负向免疫调控功能。

【实验材料】

（1）实验动物：C57BL/6，OTⅡ转基因小鼠。

（2）一般试剂：RPMI1640 培养基、胎牛血清（FBS）、PBS、红细胞裂解液（ACK）、抗 CD3 和抗 CD28 抗体、人重组 IL-2、H-胸腺嘧啶核苷，封闭液等。

（3）荧光标记抗体：抗 CD25 mAb、抗 CD4 mAb、抗 CD127 mAb、抗 Foxp3 mAb 等。

（4）仪器及设备：移液器，不同规格的离心管，CO_2 培养箱，流式细胞仪，细胞收集仪，β 多功能液体闪烁发光测定仪等。

【实验方法】

（一）分选 $CD4^+CD25^+Treg$ 细胞和 $CD4^+CD25^-T$ 细胞

（1）颈椎脱臼法处死小鼠，无菌取脾，制备单个脾细胞悬液。

（2）2.4G2 封闭 5min，加入抗 CD4 和抗 CD25 单克隆抗体，冰上孵育 15min 后，MACS 液洗 2 遍，800*g* 离心 5min。

（3）MACS 液重悬细胞，终浓度为 1×10^7 个/ml，然后进行 FACS 分选，同时分选 $CD4^+CD25^+Treg$ 细胞和 $CD4^+CD25T$ 细胞。

（4）分选完毕后，各取出 100μl 细胞进行 Treg 纯度鉴定和并对 $CD4^+CD25^+T$ 细胞进行 Foxp3 胞内染色，检测 Foxp3 的表达情况。

（二）$CD4^+CD25^+Treg$ 细胞体外抑制实验

1. 方法一

混合淋巴细胞反应（mix lymphocyte reaction，mlR）检测扩增后 $CD4^+CD25^+Treg$ 对 $CD4^+CD25^-T$ 细胞增殖的抑制作用。

（1）将 $CD4^+CD25^+Treg$ 和 $CD4^+CD25^-T$ 细胞按不同比例于 96 孔圆底板进行共培养。每孔 $CD4^+CD25^-T$ 细胞（反应细胞）的数量为 $5×10^5$，$CD4^+CD25^+Treg$（抑制细胞）按不同浓度梯度依次加入 $5×10^4$、$2.5×10^5$、$5×10^5$，两种细胞之比分别为 10∶1、5∶1 和 1∶1。RPMI1640 培养基中加入抗 CD3 和抗 CD28 单克隆抗体和 IL-2（10ng/ml）。设阳性对照孔，只有 $CD4^+CD25^-T$ 细胞，不加 $CD4^+CD25^+Treg$。对照组和实验孔的每个浓度分别设 3 个复孔。

（2）共培养 64h 后，加入 1μCiH-胸腺嘧啶核苷，再继续培养 18h，细胞收集仪收集细胞，多功能液体闪烁发光测定仪测定细胞增殖。

2. 方法二

通过抗原提呈细胞（antigen presenting cell，APC）和抗 CD3 单克隆抗体的协同刺激作用，检测扩增后 $CD4^+CD25^+Treg$ 对 $CD4^+CD25^-T$ 细胞增殖的抑制功能。

（1）分选脾 DC：颈椎脱臼法处死小鼠，无菌取脾，制备单个脾细胞悬液。3000rad① X 线辐照细胞。2.4G2 封闭 5min，加入抗 CD11c 单克隆抗体，冰上孵育 15min，MACS 洗 2 遍，800*g* 离心 5min。MACS 液重悬细胞，终浓度为 $1×10^7$ 个/ml，然后进行 FACS 分选 $CD11c^+DC$，并进行分选 DC 的纯度鉴定。

（2）$CD4^+CD25^+Treg$ 细胞和 $CD4^+CD25^-T$ 细胞的分选方法同上。

（3）将分选 DC 重悬，调整细胞浓度为 $2×10^5$/ml，取 50μl 加入 96 孔圆底板；再分别加入 $CD4^+CD25^-T$ 细胞（反应细胞）的数量为 $5×10^5$/孔，$CD4^+CD25^+Treg$（抑制细胞）按不同浓度梯度依次加入 $5×10^4$、$2.5×10^5$、$5×10^5$，两种细胞之比分别为 10∶1、5∶1 和 1∶1，体积各为 50μl；最后用 RPMI1640 培养基补齐到 200μl/孔。设阳性对照孔，只有 $CD4^+CD25^-T$ 细胞和 DC，不加 $CD4^+CD25^+Treg$。RPMI1640 培养基中加入抗 CD3 单克隆抗体。对照孔和实验孔的每个浓度分别设 3 个复孔。

（4）共培养 3 天后，加入 1μCiH-胸腺嘧啶核苷，再继续培养 18h，细胞收集仪收集细胞，多功能液体闪烁发光测定仪测定细胞增殖。

【实验结果】

$CD4^+CD25^+Treg$ 细胞可明显抑制 $CD4^+CD25^-T$ 细胞的增殖，并且具有浓度梯度

---

① $1rad=10^{-2}Gy$。

依赖性（图 6-5）。

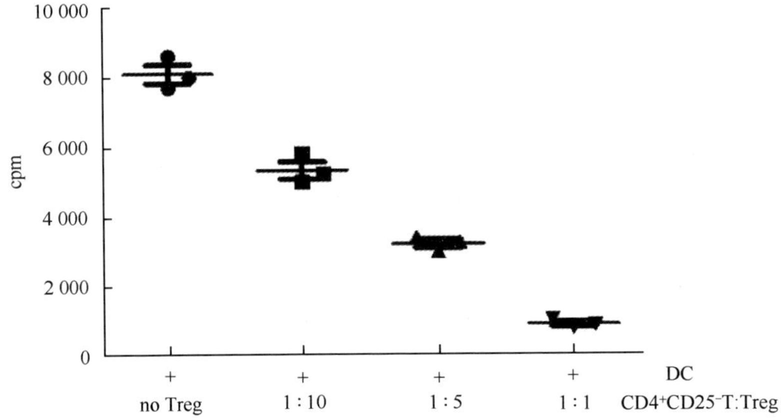

图 6-5　$CD4^+CD25^+$Treg 细胞对 $CD4^+CD25^-$T 细胞的免疫抑制功能检测

【注意事项】

1. Treg 细胞做倍比稀释时，注意加入液体的准确性。

2. 使用 DC 刺激 T 细胞增殖时，要考虑 DC 自身的扩增及可能对 Treg 的影响。因此，在加入共培养体系前，X 线辐照或用丝裂霉素（minomycin）处理是必要的。

【思考题】

调节性 T 细胞发挥免疫抑制功能的机制是什么？

实验七　免疫细胞凋亡检测

细胞死亡主要包括两种方式：细胞凋亡（apoptosis）和细胞坏死（necrosis）。细胞凋亡是指细胞对生理性或病理性刺激信号产生的一种为维持环境稳定的自发性、程序性细胞死亡的形态学表现过程，是一种受一系列基因、蛋白质严密调控的细胞自主性死亡方式。1972 年，英国阿伯丁大学病理学教授 Kerr 等首次提出了细胞凋亡的概念，认为这是一种主动的、信号依赖的过程，可以由细胞因子刺激、放射线照射、病毒感染、缺血缺氧和化疗药物等多种因素诱导发生。通常情况下，免疫细胞的凋亡多与死亡受体的激活相关，当配体与相应的表达于靶细胞膜表面上的死亡受体结合后，如 FasL/Fas、TNF/TNFR 及 TRAIL/DR4 等，可启动一系列的细胞凋亡信号传导机制，最终引起细胞凋亡的主要执行者 Caspase 蛋白酶系统的活化而导致细胞凋亡。

细胞坏死是指细胞受到强烈理化或生物作用引起的细胞无序变化的死亡过程；表现为细胞胀大，胞膜破裂，细胞内容物外溢，核变化较慢，DNA 降解不充分，引起局部严重的炎症反应。与此相比，细胞凋亡最显著的特点是细胞核染色质浓缩、染色体 DNA 断裂、细胞膜形成泡状突起，并且正常情况下分布在胞膜内层的丝氨酰磷脂在凋亡时翻转至膜外侧。凋亡细胞还出现由降解的胞质和胞核成分包裹于完整膜性成分形成凋亡小体（apoptotic body）。凋亡细胞的胞膜结构的改变可以被吞噬细胞表面的黏附分子及磷脂酰丝氨酸受体所识别，而被吞噬、降解。因此，细胞凋亡与细胞坏死不同，没有细胞内容物的释放，不引起局部炎症反应及周围组织损伤。

检测细胞凋亡的方法很多，包括形态学检测（如荧光显微镜观察）、生物化学检测（如免疫印迹法检测）及流式细胞术检测（如 AnnexinV/PI 双染法）等，下面我们将逐一举例说明。

Ⅰ. 细胞凋亡形态学检测

形态学观察细胞凋亡的变化是多阶段的，首先出现的是细胞体积缩小，与周围细胞的连接消失；随后是胞质密度增加，线粒体膜电位消失，通透性改变，释放细胞色素 c 到胞质；然后是核质浓缩，核膜破碎，核仁固缩，DNA 降解成为 180～200bp 片段；并且胞膜有小囊泡样结构形成，膜内侧磷脂酰丝氨酸外翻到膜表面，但胞膜结构仍然完整，最终可将凋亡细胞遗骸分割包裹为几个凋亡小体。这些变化可通过光学显微镜、荧光显微镜及电镜观察。

一般情况下以细胞核染色质的形态学改变作为评判细胞凋亡的进展指标。常用的 DNA 特异性染料有：HO 33342（Hoechst 33342）、HO 33258（Hoechst 33258）和 DAPI。三种染料与 DNA 的结合是非嵌入式的，主要结合在 DNA 的 A-T 碱基区。紫外光激发时发射明亮的蓝色荧光。下面以荧光显微镜观察 Hoechst 33258 染色细胞凋亡过程中染色质变化为例说明。

【实验目的】

掌握细胞凋亡的 Hoechst 33258 染色方法。

【实验原理】

Hoechst 33258 为特异性 DNA 荧光活性染料，与 A—T 键结合，对死细胞或经 70%冷乙醇固定的细胞立即染色；而对活细胞的着色是渐进性的，10min 内可达胞内。被 Hoechst 33258 标记的凋亡细胞染色质荧光强度大，碎裂的细胞核呈现大小不一的荧光斑块；未凋亡细胞则核质疏松均匀，染色均一，荧光相对较弱。Hoechst 33258 被激发光激发后发出蓝色荧光。

【实验材料】

（1）Jurkat 细胞（人白血病 T 淋巴细胞株）。
（2）含 10%FBS 的 RPMI1640 培养液。

（3）放线菌素 D（dactinomycin D）能够与 DNA 结合，损伤 DNA 结构，抑制转录，导致细胞凋亡。

（4）20μg/ml Hoechst 33258、PBS 溶液。

（5）主要设备有 CO_2 培养箱、加样器、离心机及荧光显微镜等。

【实验方法】

（1）放线菌素 D 制备凋亡细胞：6 孔培养板中加 Jurkat 细胞液 2ml，细胞密度为 2×10^6 个/ml，补加含 10%FBS 的 RPMI1640 培养液 2ml，加入放线菌素 D，终浓度为 10μg/ml，37℃、5% CO_2 培养。阴性对照组：不加放线菌素 D。

（2）细胞置于 CO_2 培养箱中培养 6h 诱导细胞凋亡。收集细胞，800*g* 离心 10min，弃上清液，100μl PBS 重新悬细胞后涂片，室温凉干。甲醇固定 1min，自然干燥。

（3）细胞涂片用 PBS 浸泡 3min，滴加 Hoechst 33258 染液 3 滴，室温避光染色 10min，用水洗涤 3 次，每次 3min。最后用 50%甘油封片，在荧光显微镜下观察细胞形态变化并拍照。

【实验结果】

荧光显微镜下可观察到凋亡细胞核质浓缩，荧光强度增强，碎裂的细胞核呈现大小不一的荧光斑块；未凋亡的细胞则染色质疏松均匀，细胞核染色均匀，荧光相对较弱，细胞大小一致（图 6-6）。

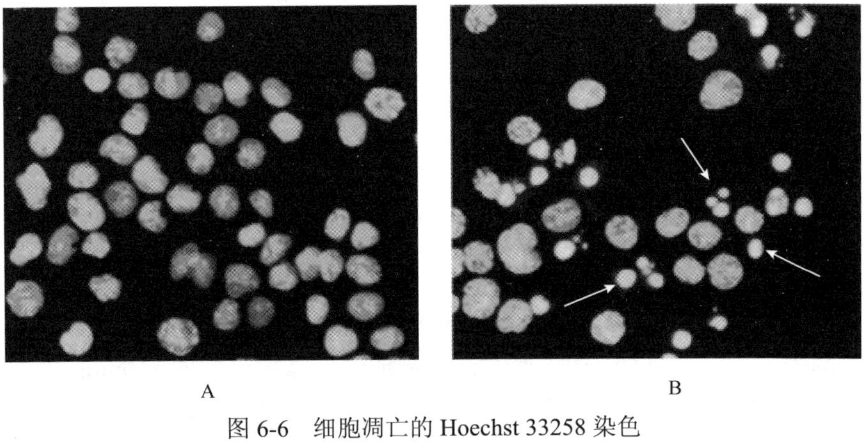

A　　　　B

图 6-6　细胞凋亡的 Hoechst 33258 染色

A. 阴性对照（未凋亡细胞）；B. 放线菌素 D 处理的细胞（凋亡细胞），其中白色箭头代表浓缩的细胞核

【注意事项】

1. Hoechst 33258 为荧光染料，易淬灭。染色及洗涤过程应尽量避光，在显微镜下观察时应尽量缩短观察时间。

2. 可以在封片剂中加抗荧光淬灭剂以延长荧光显示时间。

【思考题】

细胞凋亡与细胞坏死的形态学变化的区别是什么？

Ⅱ. 细胞凋亡的生物化学检测

细胞凋亡的主要生化特征是染色质发生浓缩，DNA 在活化的核酸内切酶作用下在核小体单位之间的连接处断裂，形成 50～300kb 长的 DNA 大片段，或 180～200bp 整数倍的寡核苷酸片段。而坏死细胞内的 DNA 则是被随机降解为任意长度的片段。因此，通过提取细胞 DNA 进行电泳，可以分析细胞是否发生凋亡或坏死。此外，凋亡细胞 DNA 双链断裂或是一条链上出现缺口，就会产生 3′-OH 末端，而正常细胞及正在增殖的细胞几乎没有 DNA 的断裂而无 3′-OH 末端形成。因此，在脱氧核糖核苷酸末端转移酶（terminal deoxynucleotidyl transferase，TdT）的作用下，将荧光素、过氧化物酶、碱性磷酸化酶或生物素标记的脱氧三磷酸尿苷（deoxyuridinetriphate，dUTP）连接到凋亡细胞染色体 DNA 的 3′-OH 末端，可通过激发光激发或酶联反应检测细胞凋亡。此外，细胞凋亡过程伴随许多特异性相关蛋白的降解及释放，如多聚 ADP-核糖聚合酶（poly ADP-ribose polymerase，PRAP）降解、caspase 酶原的激活及细胞色素 c 释放等，成为细胞凋亡的重要标志分子。因此，可以通过免疫印迹技术检测有无这些蛋白来分析细胞凋亡。下面以 Western blot 检测 caspase 3 活性为例说明。

【实验目的】

掌握 Western blot 检测 caspase 3 活性的方法。

【实验原理】

对单向电泳后蛋白质的印迹分析称为 Western 印迹法（Western blot）。其基本原理：在电场的作用下将电泳分离的多肽从 SDS-PAGE 凝胶转移至一种固相支持体，然后用这种多肽的特异性抗体来检测。caspase 家族在介导细胞凋亡的过程中发挥非常重要的作用，其中 caspase 3 为关键的执行分子，它在凋亡信号传导的许多途径中发挥功能。caspase 3 正常以酶原（32kDa）的形式存在于胞质中，在凋亡的早期阶段，它被激活，活化的 caspase 3 由两个大亚基（17kDa）和两个小亚基（12kDa）组成，裂解相应的胞质胞核底物如 PRAP，最终导致细胞凋亡。可通过相应的 caspase 3 单克隆抗体来检测其活化片段。

【实验材料】

（1）Jurkat 细胞。

（2）含 10%FBS 的 RPMI1640 培养液。

（3）重组人可溶性 TRAIL（rhTRAIL）。

（4）细胞裂解液［20mmol/L Tris-HCl（pH7.5），150mmol/L NaCl、1%SDS、10%甘油、1mmol/L Na_3VO_4、50mmol/L NaF、100mmol/L PMSF、5μg/ml 抑肽酶、10μg/ml 亮抑肽酶、5μg/ml 抑肽素 A、2μg/ml 胰凝乳蛋白酶抑制剂］。

（5）SDS-PAGE 上样缓冲液（5×）。

（6）BCA 法蛋白质浓度测定试剂盒。

（7）显影定影试剂盒、化学发光试剂盒。

（8）柯达 X-OMAT BT 胶片。

（9）广谱 caspase 抑制剂 Z-VAD-FMK。

（10）鼠抗人 caspase 3 单克隆抗体，羊抗鼠 HRP-IgG。

（11）PVDF 膜或硝酸纤维素膜。

（12）仪器：低温台式超速离心机、硝酸纤维素膜电转系统、荧光及化学发光凝胶图像分析系统、垂直板电泳仪及转印电泳仪。

【实验方法】

（1）TRAIL 处理制备凋亡细胞：Jurkat 细胞于 6 孔培养板培养，4×10^6 个/孔，加入 rhTRAIL，最终浓度为 500ng/ml，总体积为 4ml，于 37℃环境下孵育不同时间。阴性对照组：不加 rhTRAIL。

（2）每管收集一个孔中所有细胞，800*g* 离心 5min 弃上清液，每管加 0.5ml 细胞裂解液并反复冻融裂解细胞。20 000*g* 离心 10min，取上清液。

（3）利用 BCA 法测上清液蛋白含量。

（4）SDS-PAGE 电泳：凝胶交联度为 15%，每个泳道上样 20μg 总蛋白。

（5）硝酸纤维素膜或 PVDF 膜转印：按照常规的 Western blot 方法进行转膜。

（6）显色：首先用 5%脱脂奶粉对膜进行封闭，室温下保存 1.5～2h 或 4℃环境下过夜；然后用相应的一抗室温温育反应 1～2h 或 4℃过夜，TBS-T（含 0.05% Tween 20 的 TBS）洗 3 次，5～10min/次；再与酶标二抗即羊抗鼠 HRP-IgG 结合，室温反应 1～2h，TBS-T 洗 3 次，5～10min/次；进而用化学发光试剂盒如 NBT/BCIP 显色。最后可直接用化学发光凝胶图像分析系统进行观察及拍照；或者经曝光、ECL 显影及定影后，用凝胶成像分析系统拍照并分析。

【实验结果】

结果显示 caspase 3 的活化片段（17kDa）以及活化的 caspase 3 对底物 PRAP 的裂解，并具有时间依赖性（图 6-7）。

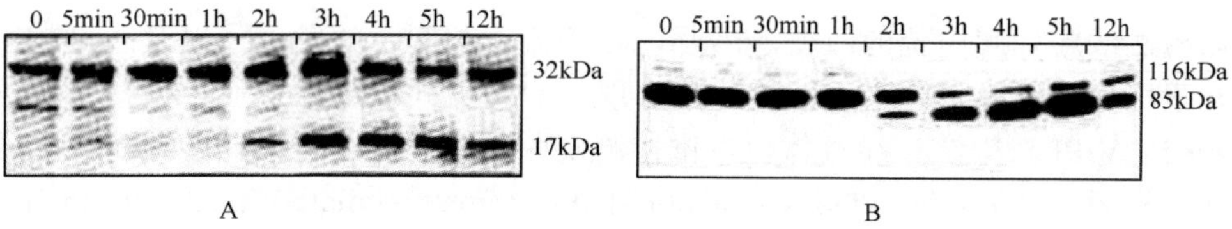

图 6-7 Western blot 检测 caspase 3 的活化及活性

A. caspase 3 的活化片段为 17kDa；B. caspase 3 对底物 PRAP 的裂解片段为 85kDa

【注意事项】

1. 在细胞裂解液中一定要加入蛋白酶抑制剂如 PMSF 以避免蛋白酶对靶蛋白的降解。PMSF 降解快，需现用现加。

2. 上样前一定要对上清液中的蛋白质进行定量，每孔蛋白量常为 100～200μg。且要保证每个泳道的蛋白质上样量一致。

3. 注意低温操作，避免酶失活。

4. caspase 分子质量比较小，在转膜时要使用低电流。

5. 当一抗来自不同动物时，要选择相应的二抗以避免与二抗之间产生交叉反应。

6. 二抗稀释液中不能有叠氮钠，以免影响酶活性。

7. 洗涤要充分，洗涤液中不要忘记加吐温。

8. 使用化学发光试剂盒中 caspase 底物要避光保存和使用。

【思考题】

Western 印迹法的检测原理是什么？

III. 流式细胞术检测细胞凋亡

流式细胞仪（flow cytometer，FCM）是集激光技术、电子物技术、光电测量技术、计算机技术，以及细胞荧光化学技术、单克隆抗体技术为一体的新型高科技仪器。流式细胞术是利用 FCM 对处于快速直线流动状态中的细胞或生物颗粒进行多参数、快速、高度灵敏的定量分析和分选的技术。几乎所有细胞凋亡的特征性形态、生化和分子特点均可以利用 FCM 的单参数和（或）多参数分析进行检测，如凋亡细胞大小及密度的变化，凋亡细胞通过荧光素标记断裂的 DNA、外翻的磷脂酰丝氨酸及凋亡相关蛋白等，均可经发射光激发产生相应的荧光被检测分析。但是，不同的荧光染料对细胞膜通透性有一定的选择性。如碘化丙锭（propidium iodide，PI）是一种核酸染料，它不能透过完整的细胞膜，但在凋亡中晚期的细胞和死细胞，PI 能够透过细胞膜而使细核红染；Hoechst33258 是一种特异的 DNA 荧光染料，可以对活细胞染色；而 JC-1（5, 5′, 6, 6′-tetrachloro-1, 1′, 3, 3′-tetraethylbenzimidazolcarbocyamine）是一种广泛用于检测线粒体膜电位的理想荧光探针，可以检测线粒体膜电位的改变。因此，随着流式细胞术的发展，以及越来越多的荧光素标记探针及荧光素标记抗体的出现，应用流式细胞术如亚二倍体分析法、Annexin V/PI 双染法、线粒体膜电位检测及脱氧核糖核苷酸末端转移酶介导的缺口末端标记法（terminal-deoxynucleotidyl transferase mediated nick end labeling，TUNEL）等进行凋亡细胞的检测已成为研究细胞凋亡的主要手段。下面我们以 Annexin V/PI 双染法为例说明。

【实验目的】

掌握细胞凋亡检测的基本原理及方法。

【实验原理】

细胞膜的改变是出现最早的凋亡细胞的形态学改变。在细胞凋亡的早期阶段，膜内侧的膜磷脂酰丝氨酸（phosphatidyl serine，PS）从细胞内层向外转移而暴露于外层，可以被 PS 特异的 Annexin V 探针所标记。Annexin V 为 Ca^{2+}依赖性磷脂结合蛋白，对 PS 具有极强的亲和性，并可以与 FITC、APC 等多种荧光素结合。因此，采用 Annexin V 这一敏感的探针可以检测暴露在细胞膜表面的 PS。但 PS 的外翻不是细胞凋亡特有标志，也可以发生于细胞坏死。两种细胞死亡方式的区别在于细胞膜在凋亡早期是完整的，而细胞坏死在早期细胞膜的完整性已被破坏。而 PI 是一种不能穿透完整细胞膜的核酸染料，因而对活细胞和早期凋亡细胞拒染，但是对膜完整性被破坏的晚期凋亡细胞或坏死细胞可以染色。因此，利用 Annexin V 结合 PI 对细胞进行双染色可以检测活细胞、凋亡细胞及坏死细胞，即正常细胞不被染色，凋亡细胞可被标记上 Annexin V，坏死细胞和凋亡晚期细胞可被 PI 染色，利用流式细胞术可以将各群细胞明显地区分开来。

【实验材料】

（1）小鼠胸腺细胞。
（2）含 10%FBS 的 RPMI 1640 培养液、PBS 液。
（3）Annexin V-FITC/PI 试剂盒。
（4）主要设备有 CO_2 培养箱、X 线辐照仪、倒置显微镜、离心机及流式细胞仪。

【实验方法】

（1）制备小鼠胸腺单细胞悬液，调细胞密度为 1×10^6 个/ml，置于 6 孔培养板中，每孔 4ml。
（2）制备凋亡细胞，20Gy X 线照射，于 37℃、5% CO_2 培养箱中孵育 4h。
（3）依次收集每孔细胞悬液，用 binding buffer 洗 2 次，于 4℃ 800g 离心 5min，最

后用 100μl binding buffer 重新悬浮细胞。

（4）每个检测样本加 Annexin V-APC 和 PI 各 2μl，混匀后于室温、避光孵育 15min。

（5）加入 400μl binding buffer，重悬细胞后，流式细胞仪（FACSCalibur，BD 公司）1h 内完成细胞凋亡的检测。同时以不加 Annexin V-FITC 及 PI 的一管作为阴性对照。

【实验结果】

流式细胞仪可以通过 APC 和 PI 的对数荧光散点图分析早期凋亡及晚期细胞、活细胞和坏死细胞的百分比率。不加 Annexin V-FITC 及 PI 的一管作为阴性对照组设门，在散点图上显示所有细胞集中在左下象限。诱导凋亡细胞组显示：早期凋亡细胞出现在右下象限即 Annexin V^{+}；凋亡继发性坏死细胞即晚期凋亡细胞出现在右上象限即 Annexin $V^{+}PI^{+}$；坏死细胞呈现在左上象限即 PI^{+}（图 6-8）。通过流式细胞技术将细胞群内的活细胞、早期凋亡细胞、晚期凋亡细胞和坏死细胞的百分率直观地显示出来。

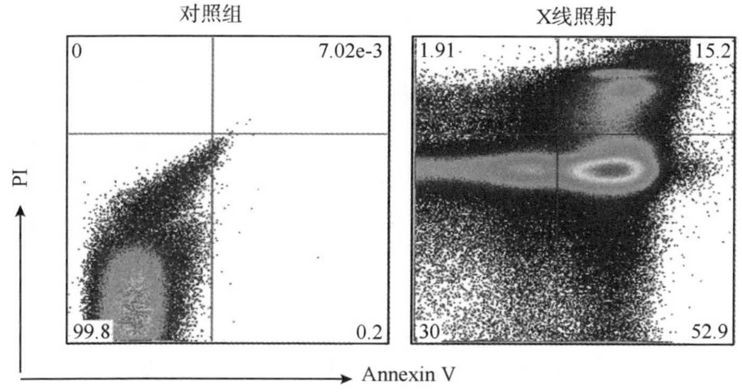

图 6-8　流式细胞术检测胸腺细胞凋亡

【注意事项】

1. 荧光标记时注意避光，观察时动作要迅速。染色后应立即上机检测，最好 1h 内检测完毕。

2. 不同公司的 Annecxin V-FITC 细胞凋亡检测试剂盒操作步骤略有不同，应按照操作说明进行。

3. 被标记的细胞除可以用于流式细胞仪检测外，还可以用荧光显微镜进行观察分析（图 6-9）。

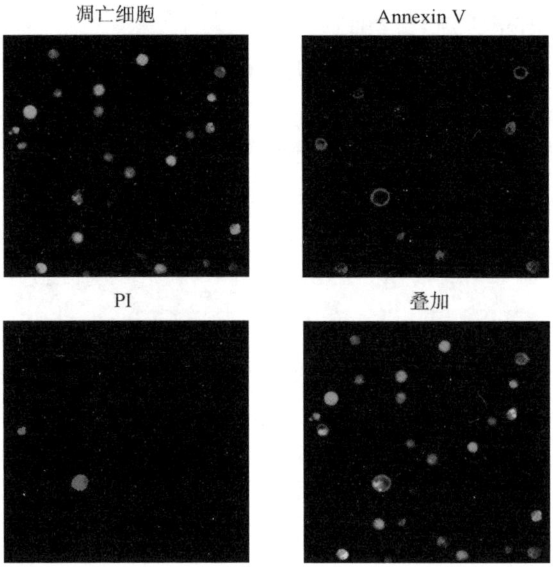

图 6-9　荧光显微镜观察 Annexin V/PI 标记的凋亡细胞

【思考题】

1. 常用检测凋亡细胞的方法是什么？
2. 检测凋亡细胞的原理是什么？

实验八　免疫印迹法检测免疫细胞信号蛋白 ERK 活化

1975 年 Southern 创立了 DNA 印迹技术（Southern blot），1977 年由 Stark 创立了检测 RNA 的印迹技术（Northern blot）。1979 年和 1981 年 Towbin 和 Burnette 分别发表文章建立了蛋白质印迹技术（Western blot）。与 Southern 或 Northern 杂交方法类似，但 Western blot 采用的是聚丙烯酰胺凝胶电泳，被检测物是蛋白质，“探针”是抗体，“显色”用标记的二抗。

该技术对蛋白的表达既可以定性，也可以半定量，是初步鉴定蛋白质表达最方便也是最通用的方法。Western blot 结合了凝胶电泳的高分辨率和固相免疫测定的特异敏感等多种特点，可检测到低至 1～5ng 中等大小的靶蛋白。

抗原刺激 T 细胞或 B 细胞免疫应答过程中，抗原的信号通过细胞内信号转导过程传递到细胞内，激活相关基因的表达，进而启动免疫应答过程。本实验以检测细胞内信号转导过程中的一个关键信号分子——细胞外信号调节激酶（extracellular signal-regulated kinase，ERK）为例进行 Western blot 方法的介绍。

【实验目的】

掌握 Western blot 实验原理；掌握 Western blot 技术要点；熟悉对结果的分析和计算。

【实验原理】

Western blot 由聚丙烯酰胺凝胶电泳（SDS-PAGE）、蛋白转印和固相免疫测定几项技术结合而成。首先采用 SDS-PAGE 将分子质量大小不同的蛋白质分离成不同条带，分离的蛋白质通过电转移法转移到固相载体（如 PVDF 膜）上，固相载体以非共价键形式吸附蛋白质，且能保持电泳分离的多肽类型及其生物学活性不变。以固相载体上的蛋白质或多肽作为抗原，与相应的抗体发生免疫反应，再与酶或同位素标记的第二抗体起反应，经过底物显色或放射自显影以检测电泳分离的特异性目的基因表达的蛋白成分。原理如图 6-10 所示。

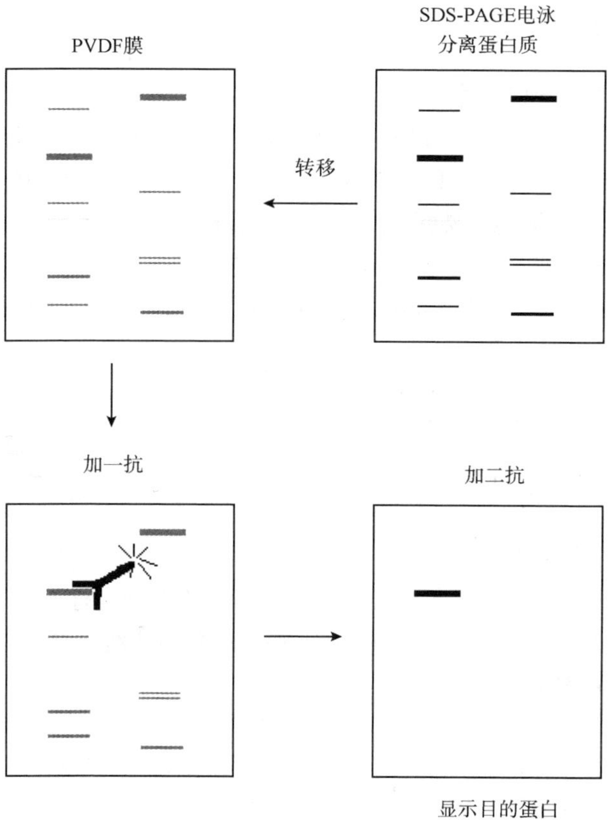

图 6-10　免疫印迹原理示意图

【实验材料】

（1）主要试剂：BCA 蛋白含量检测试剂盒、牛血清白蛋白（bovine serum albumin，BSA）、十二烷基磺酸钠（sodium dodecyl sulfate，SDS）、四甲基乙二胺（*N*, *N*, *N*′, *N*′-tetramethyl-ethylenediamine，TEMED）、预染 marker、增强型化学发光（enhanced chemiluminescence，ECL）试剂盒、RIPA 裂解液、苯甲基磺酰氟（phenylmethanesulfo-nyl fluoride，PMSF）、2×蛋白上样缓冲液（2×SDS protein loading buffer）、显影定影试剂盒、丙烯酰胺（acrylamide）、Tris 碱（Tris base）、甘氨酸（glycine）、*N*, *N*′-甲叉双丙烯酰胺（*N*, *N*′-methylenebisacrylamide）、Triton X-100、脱脂奶、Tween-80、兔抗-ERK 磷酸化抗体一抗和辣根过氧化物酶（horse-radish peroxidase，HRP）标记山羊抗兔二抗。

（2）主要器材：超速冷冻离心机、紫外可见分光光度仪、4℃层析柜、电泳仪、垂直板电泳槽、迷你转移槽、脱色摇床、X 线摄影暗匣、冰盒、塑料镊子、PVDF 膜、滤纸、X 线片、保鲜膜。

【实验方法】

1. 细胞总蛋白样品的制备

（1）分离 $CD4^+T$ 细胞，按常规方法培养，并根据实验需要进行试剂或细胞处理。

（2）吸掉细胞培养液，每孔加 1ml 4℃预冷的 PBS（0.01mol/L pH7.2～7.4）。平放轻轻摇动 1min 洗涤细胞，然后吸去洗液。重复以上操作 2 次，共洗细胞 3 次以洗去培养液。将 PBS 吸净后把培养板置于冰上。

（3）每孔（6 孔板）加入 200μl RIPA 和 2μl PMSF，用 1ml 枪头直接吸打，冰里放置 30min。

（4）将样品转移到 1.5ml 离心管，4℃ 20 000*g* 离心 30min。

（5）将离心后的上清液，转移到干净无菌离心管中，取 20μl 用于蛋白质定量，其余部分分装转移到 0.5ml 的离心管中加入等量的 2×上样缓冲液，煮沸 5～10min 后，分装并保存于–80℃环境下。

2. 细胞总蛋白样品的定量

蛋白浓度的确定用 BCA 法，方法按照试剂盒说明书进行操作。用紫外分光光度计在 562nm 波长下比色，绘制标准曲线，根据标准曲线测定样品的浓度。

3. SDS-PAGE 凝胶电泳

（1）清洗玻璃板及梳子和胶条，用蒸馏水冲洗干净后晾干。

（2）玻璃板及胶条对齐后放入夹中卡紧，然后垂直卡在架子上准备灌胶。

（3）配 10%分离胶摇匀即可灌胶约 5cm 高度，胶上加一层水，约 30min 后，胶充分凝固就可倒去胶上层水并用吸水纸吸干。

（4）配 5%的浓缩胶，摇匀即可灌胶。将剩余空间灌满浓缩胶然后将梳子插入浓缩胶中。灌胶时也要使胶沿玻璃板流下以免胶中有气泡产生。插梳子时要使梳子保持水平。待到浓缩胶凝固后，两手分别捏住梳子的两边竖直向上轻轻将其拔出。

（5）撤掉胶条后置于电泳槽中，灌入 SDS-PAGE 电泳缓冲液（配制见附录）并赶去上样孔中的气泡，将提取好的蛋白质按 20μg 量上样，最边上的蛋白孔加入预染蛋白 marker PageRuler™ Plus Prestained Protein Ladder。

（6）电泳：电泳时间为 3～5h，电压为 80～90V，以溴酚蓝为指示。图 6-11 为电泳装置。

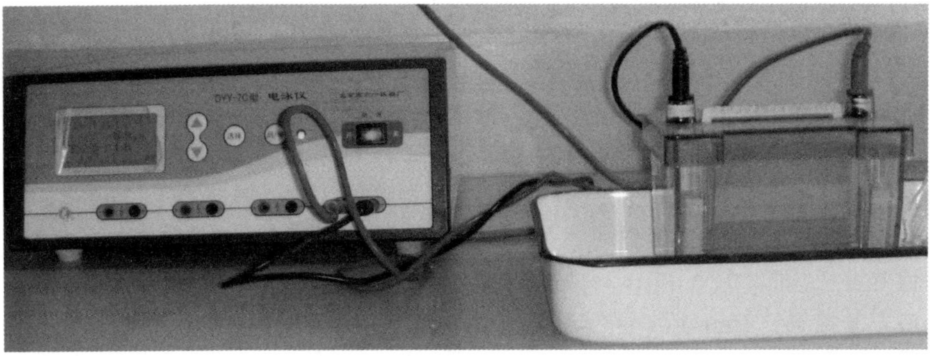

图 6-11　SDS-PAGE 电泳装置

4. 转膜

（1）转一张膜需准备适当大小的 4 张滤纸和 1 张 PVDF。将切好的 PVDF 膜置于甲醇中浸泡 1～2min。

（2）在加有转移液的搪瓷盘里放入转膜用的夹子、两块海绵垫、一支玻璃棒、滤纸和甲醇浸过的 PVDF 膜。

（3）按图 6-12 所示，将海绵、滤纸、PVDF 膜、胶装在转移夹中。注意用玻棒赶去其中的气泡。

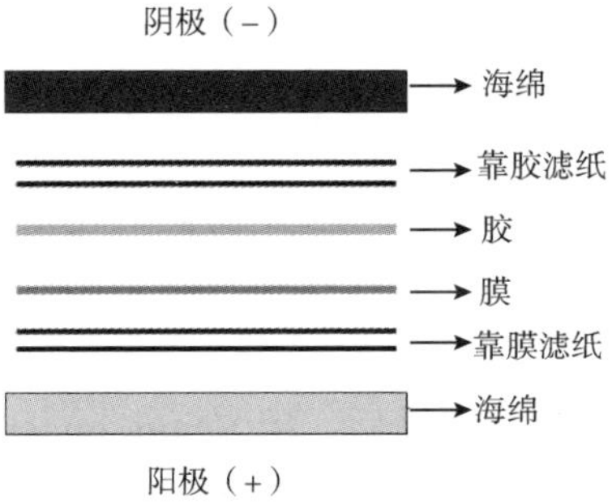

图 6-12　半干法转移槽装置示意图

（4）将凝胶从电泳槽中取出，卸掉玻璃放入膜转移缓冲液中 10min。小心剥下分离胶盖于滤纸上，用手调整使其与滤纸对齐，轻轻用玻璃棒赶去气泡。按图 6-12 在转膜缓冲液中将胶、膜及滤纸等装在转移夹中。

（5）将夹子放入转移槽中，要使夹的黑面对槽的黑面，夹的白面对槽的红面。4℃层析柜中进行转膜（图 6-12）。

（6）转膜：恒定电流 180mA 转膜 2.5h。

5. 封闭及杂交

（1）封闭：用塑料镊子从转移槽中将 PVDF 膜取出后，移至含有封闭液的塑料盒中，室温下摇床上摇动封闭 1h。

（2）加一抗：将抗磷酸化-ERK1/2 一抗用封闭液按 1∶1000（在 50ml 离心管中）稀释，放入 PVDF 膜，蛋白面朝内摇于垂直混悬仪上，4℃环境下过夜。移至塑料盒中于室温下用 TBST 在摇床上洗 3 次，每次 5min。

（3）加二抗：同上方法准备 HRP 标记山羊抗兔 IgG 二抗稀释液（1∶2000）并与膜接触，室温下孵育 1～2h。同样用 TBST 在摇床上洗 3 次，每次 5min。

6. HRP-ECL 发光法鉴定

将 ECL 试剂盒中 A 和 B 两种试剂在塑料盒内等体积混合；将膜蛋白面朝下与此混合液充分接触；3min 后，去尽残液，将膜移至保鲜膜上，包好，放入 X 线摄影暗匣中。

在暗室中，将显影液和定影液分别倒入塑料盆中；在红灯下取出 X 线片，打开 X 线片夹，把 X 线片放在膜上，关上 X 线片夹，开始计时；根据信号的强弱适当调整曝光时间，一般为 10s～2min，并选择不同时间多次压片，以达最佳效果；曝光完成后，打开 X 线摄影暗匣，取出 X 线片，迅速浸入显影液（按照显影定影试剂盒中的说明配制）中显影约 2min，待出现明显条带后，即刻终止显影。然后进入定影液（按照显影定影试剂盒中的说明配制）约 2min，最后水洗约 1min。

7. 膜重新杂交内参总 ERK

（1）在完成 ERK1/2 的磷酸化检测后，将膜在蒸馏水中漂洗 5min。

（2）弃蒸馏水，加入适量的 Western 一抗二抗去除液，至少需要把膜完全覆盖。在摇床上漂洗 5min。

（3）弃 Western 一抗二抗去除液，加入蒸馏水漂洗一次。然后再加入足量蒸馏水漂洗 5min。

（4）重复上述封闭及以后的步骤。其中 ERK 一抗用 TBST 按 1∶1000 稀释。二抗选用 HRP 标记山羊抗小鼠按 1∶2000 稀释。

8. 图像采集及分析

用扫描仪将 X 线片上的条带扫描后，用 Scion Image4.0 软件进行条带的灰度值计算。磷酸化 ERK1/2 的计算采用磷酸化的 ERK1/2 与相应的总 ERK 比值表示。将所得数据选用 SPSS13.0 进行统计学处理。

【注意事项】

1. 提取蛋白时一定要在冰上操作，最好加一些蛋白酶抑制剂，防止蛋白降解。

2. SDS-PAGE 电泳实验中，玻璃板一定要洗干净，两玻璃一定要对齐，以免漏胶。

3. 转膜前 PVDF 膜事先置于甲醇中浸泡 1～2min，再放转移缓冲液浸泡至少 15min 才可使用。

4. 转膜前用玻璃棒来回擀，以避免胶、膜、滤纸之间产生气泡。

5. 注意电泳时保持电压恒定，转膜时保持电流恒定。

【思考题】

1. 免疫印迹的原理是什么？

2. PVDF 膜使用前为什么要在甲醇中浸泡？

（李雅林　徐英萍）

第七章 抗体的人工制备

抗体是抗原刺激机体免疫系统产生的并能和相应抗原发生特异性结合的球蛋白。抗体作为重要的免疫分子，已广泛用于科学研究、临床诊断、治疗及预防中。在免疫学检测中，高纯度、高效价的抗体可以增强实验的特异性和敏感度。制备高质量的抗体必须有理想的免疫原、合适的动物和科学的免疫方法。

人工制备的抗体主要有来自于天然抗原免疫动物的多克隆抗体和采用杂交瘤技术制备的单克隆抗体。本章分别介绍这两类抗体的制备方法。

实验一　多克隆抗体的制备

天然抗原分子如细菌或其分泌的外毒素以及各种组织成分等，常含多种不同抗原特异性的抗原表位，以该抗原物质刺激机体免疫系统，体内多个 B 细胞克隆被激活，产生的抗体中实际上含有针对多种不同抗原表位的免疫球蛋白，为多克隆抗体（polyclonal antibody，pAb）。制备 pAb 包括抗原制备、免疫动物、分离血清、抗体检测等一系列实验步骤。以下按照制备 pAb 的流程顺序，简述其实验方法。

【实验目的】

掌握多克隆抗体的概念及基本制备过程；熟悉抗原和佐剂的制备方法；了解免疫动物的技术要领。

【实验原理】

将适当的抗原物质注入动物体内，经过一定时间，动物血清中可出现大量特异性抗体，这种含抗体的血清被称为免疫血清。优质免疫血清的产生，主要取决于抗原的纯度和免疫原性，以及动物免疫应答的能力。此外，尚需考虑免疫途径、抗原剂量、注射次数、时间间隔及有无佐剂等因素。免疫家兔较为常用，因为家兔遗传学上与目前研究最多的人源和鼠源蛋白有较大差异。家兔每采一次血可提供近 25ml 血清，而不出现严重的不良反应。用纯化的人 IgG 免疫家兔，可以获得兔抗人 IgG 抗体。为提高抗体的效价，需要加入佐剂，以增强其免疫原性。现以兔抗人 IgG 抗血清的制备为例进行说明。

【实验材料】

（1）动物：体重 2～3kg 健康雄兔。

（2）试剂：生理盐水、纯化人 IgG、完全弗氏佐剂、不完全弗氏佐剂。

（3）器材：无菌注射器及针头、低温超速离心机。

【实验方法】

1. 抗原制备

（1）配制佐剂：称取羊毛脂 8g，放入无菌研钵，缓慢滴加优质液状石蜡 57ml，沿一个方向边滴边研磨。研磨均匀后，分装于有盖试管中，每瓶 10ml，高压灭菌后，置于 4℃冰箱过夜。次日观察是否分层，如果仍呈均匀黏稠状，即为弗氏不完全佐剂（incomplete Freud's adjuvant，IFA）。将 IFA 预温 60℃，30min，取一定量于无菌研钵内，在无菌条件下一边研磨，一边滴加经过煮沸灭活的卡介苗，加入卡介苗的量为 2.5mg/ml。研磨时按一个方向进行，研磨完毕置于 4℃冰箱过夜，如不分层即可使用，此为完全弗氏佐剂（complete Freud's adjuvant，CFA）。也可购买商品化的 IFA 和 CFA 直接使用。

（2）取纯化人 IgG 5ml（10mg/ml）于无菌研钵内，逐滴加等量 CFA 或 IFA，按一个方向研磨直到形成均一性的乳状液，用无菌滴管取一滴于冷水表面，如果乳状液在水面上聚成一滴，则为达到“油包水”合格要求的 CFA 抗原（CFA-IgG）或 IFA 抗原（IFA-IgG）。如液滴分散，继续混合至乳状液形成。

2. 免疫动物

（1）选择体重 2～3kg 的健康雄性家兔 2 只，用剪刀剪去家兔两后脚掌及背部待注射部位的兔毛，并用碘伏消毒。

（2）初次免疫，用 2ml 注射器吸取 CFA 乳化的抗原（CFA-IgG），于后脚掌皮下和背部脊柱两侧皮下或肩胛背区皮下多点注射，共 10 点，每点注射 0.1ml。注射时，用示指和拇指轻柔提起兔的皮肤，另一只手进行注射。仔细检查未扎穿兔的皮肤时开始注射。抽出针头后轻轻按压注射部位，防止抗原液漏出。

（3）再次免疫，间隔 2 周后于皮下注射等量 IFA-IgG。

（4）间隔 10～14 天后，耳静脉注射不加佐剂的人 IgG 5mg。

（5）末次注射后 10～14 天，从耳静脉采血 1ml，分离血清，用双向免疫扩散试验测定免疫血清的抗体效价。效价在 1∶16 以上，即可放血收集血清。若效价不合要求，可由静脉注射 IgG 5mg 1～2 次，再采血测定抗体效价，效价达到要求立即放血。

3. 分离血清

（1）颈动脉放血法收集血液于无菌锥形瓶中，室温静置，等血液凝固后吸取上层澄清的血清。可用玻棒将血凝块与容器壁剥离，以获取更多血清。

（2）采集的血清经 2500r/min 离心 10min，收集上层血清，弃沉淀。

（3）进行免疫血清的效价、特异性和亲和力检测，并经鉴定或纯化后，加入等量甘油，小量分装，–20℃以下冻存。

【注意事项】

1. 抗原制备、免疫动物及采集血清等过程应注意无菌操作。

2. 免疫的途径、次数、间隔时间因抗原性状不同及免疫动物不同而异，应合理设计免疫方案，并根据具体情况进行适当调整。

3. 红细胞及细菌等颗粒性抗原比较容易诱导免疫应答，可直接免疫动物；而 IgG 等可溶性抗原则需要加入免疫佐剂，充分乳化，否则不易免疫成功。

4. 每隔 2～3 周进行加强免疫，尽量避免能导致皮肤溃疡的反复皮内免疫。

5. CFA 是一种强效炎症介质，对于皮下组织和眼具有强烈刺激作用。误注射可造成皮肤结核菌素试验阳性及肉芽肿样反应。在处理 CFA 时必须使用手套和保护眼睛。

【思考题】

1. 为何使用佐剂，佐剂的种类及主要成分是什么？

2. 为何不同性质的抗原免疫动物的途径和程序不同？

实验二　单克隆抗体的制备

单克隆抗体（monoclonal antibody，McAb）是指一个 B 细胞克隆所产生的针对一个抗原表位的均一的抗体。McAb 的制备首先是采用细胞融合技术将产生抗体的免疫动物 B 淋巴细胞与相同动物来源的骨髓瘤细胞融合形成杂交瘤细胞。进一步通过稀释和筛选，获得产生特异性 McAb 的杂交瘤细胞，从而能人工地大量生产单一特异性的抗体。其优点是结构均一、纯度高、特异性强、效价高、少或无血清交叉反应。单克隆抗体现已成为生命科学领域最精细的探针之一。目前，McAb 已经产业化，并越来越多地应用于疾病的诊断和防治中。制备 McAb 包括免疫接种、细胞融合、杂交瘤筛选、检测抗体、杂交瘤细胞的克隆化、冻存，以及单克隆抗体的大量生产，要经过几个月的一系列专业实验过程。对于普通科研人员，合成适量 McAb，满足基本科研需要，如进行小鼠体内细胞清除实验，完全可以利用已建成的杂交瘤细胞系，通过培养杂交瘤细胞获得培养上清液或将杂交瘤细胞接种小鼠腹腔获得腹水，以收获所需要的 McAb，避免直接购买 McAb 所产生的高昂费用。下面仅介绍 McAb 培养上清液与腹水的制备。

Ⅰ. 透析、超过滤法纯化培养上清液中的单克隆抗体

【实验目的】

掌握单克隆抗体的概念及制备原理；熟悉单克隆抗体的收集与纯化方法；了解单克隆抗体的制备过程。

【实验原理】

同体内浆细胞一样，杂交瘤细胞将抗体分泌到培养上清液中，收集并浓缩这些上清液可以收获 McAb。透析是利用蛋白质分子不能通过半透膜的性质，使蛋白质和其他小分子物质如无机盐、单糖等分开。透析过程是把待纯化的蛋白质溶液装在半透膜的透析袋里，放入透析液（蒸馏水或缓冲液）中进行的，透析液可以更换，直至透析袋内无机盐等小分子物质降低到最小值为止。超过滤或超滤是利用压力或离心力，强行使水和其他小分子溶质通过半透膜，而蛋白质被截留在膜上，以达到浓缩和脱盐的目的。

【实验材料】

（1）细胞株：杂交瘤细胞株。

（2）培养基：DMEM-10 完全培养基。

（3）其他：millipore 超滤系统、冻干机、透析膜、低温超速离心机。

【实验方法】

（1）收集生长状态好且旺盛的杂交瘤细胞培养上清液至无菌的培养瓶中，4℃环境下保存。

（2）4℃ 12 000r/min 离心 30min，以去除杂交瘤细胞和一些细胞碎片。

（3）将上清液置于透析袋中，4℃蒸馏水透析 12h，其间更换液体 4～6 次。

（4）用 millipore 超滤系统进行 50 倍超滤浓缩或将上清液置于青霉素小瓶中封口低温冻干。

（5）以上浓缩过的培养上清液经滤膜无菌过滤后，通过双向免疫扩散法鉴定 McAb 的不同类及亚类的 Ig，分装于 1.5ml 小 EP 管中于–20℃保存。

【注意事项】

1. 避免细胞生长密度过高导致死亡。

2. 无菌环境储存培养上清液，4℃保存，可以储存数周到 2 个月；–20℃中可以储存数年；–70℃可以永久储存。

3. 培养上清液需要少量分装，尽量减少解冻和重新冰冻的次数。

4. 使用时将分装管在 4℃下融化。

【思考题】

1. 如何检测收获 McAb 的纯度？

2. 通过何种方法可有效去除 McAb 中来自培养基、宿主或杂交瘤细胞本身的少许无关蛋白？

Ⅱ. 从小鼠腹水中制备单克隆抗体

【实验目的】

熟悉从小鼠腹水制备单克隆抗体的原理及方法。

【实验原理】

腹水通常来源于腹腔中因杂交瘤细胞过度生长而形成的肿瘤。腹水中既含有增殖中的肿瘤细胞，又有因肿瘤作用分泌到腹腔的可溶性蛋白。如果肿瘤来源于 B 细胞，那么这些液体中将含有这种细胞分泌的大量的抗体。这种腹水是含有高度浓缩的特异性抗体的溶液。

【实验材料】

（1）细胞株：杂交瘤细胞株。

（2）实验动物：6 周以上 BALB/C 小鼠或裸鼠。

（3）其他：液状石蜡、低温离心机。

【实验方法】

（1）腹腔注射灭活液状石蜡 0.5ml/小鼠。

（2）1～2 周后腹腔注射 1×10^6 个分泌 McAb 的杂交瘤细胞。

（3）接种细胞 7～10 天后可产生腹水，密切观察动物健康状况与腹水征象，待腹水尽可能多，而小鼠濒于死亡之前，处死小鼠，无菌用滴管将腹水吸入试管中，一般一只小鼠可获得 1～10ml 腹水。也可用注射器无菌条件下抽取腹水，可反复收集数次。

（4）将腹水 2000r/min 离心 10min，收集上清液，以除去杂交瘤细胞及红细胞，无菌过滤，置于–20℃冻存备用。

【注意事项】

1. 腹腔注射石蜡或细胞时应在靠近脾的位置。

2. 整个实验过程，严格执行无菌操作。

3. 将腹水中细胞冻存起来，复苏后转种小鼠腹腔，则产生腹水快、量多。

4. 若小鼠有大量的腹水但是无法流出，可以将针头缓慢地旋转，或换一个位置插入。

5. 若没有腹水积蓄且小鼠的健康状况尚好，可以成倍增加细胞数重新注射。

6. 若没有腹水积蓄且小鼠死亡（尤其是在注射后2周内发生死亡），下次注射时减少细胞的量。

7. 腹水的保存原则同培养上清液。

【思考题】

为何选择BALB/C小鼠而不选择C57BL/6J小鼠制备McAb？

（魏　萍　刘　凯）

第八章 经典抗原抗体反应

抗原与相应抗体之间所发生的特异性结合反应称抗原抗体反应。这种反应既可在机体内进行，也可以在体外进行。这种特性是许多免疫学检测方法的基础。可以用已知的抗原（或抗体）来检测未知的抗体（或抗原）。抗原抗体反应的主要特点有特异性、比例性及可逆性。由于抗原物理性状的差异或参与反应的其他辅助成分的不同，则出现不同类型的反应，如凝集反应、沉淀反应及补体结合试验等。

实验一 直接凝集反应

颗粒性抗原（病原微生物、红细胞或者吸附有可溶性抗原的非免疫相关颗粒）在适当条件（适宜的温度、酸碱度、电解质等）下与相应抗体特异性结合，如两者比例适当时，可形成肉眼可见的凝集颗粒或凝集块，此种现象称为凝集反应。根据反应方式不同，凝集反应可分为直接凝集反应、间接凝集反应等。颗粒性抗原和相应抗体直接结合，在适当电解质参与下，出现肉眼可见的凝集颗粒，称为直接凝集反应，有玻片法和试管法两种。

Ⅰ. 玻片凝集反应

【实验目的】

掌握 ABO 血型鉴定的实验原理与操作方法。

【实验原理】

玻片凝集反应（slide agglutination）是在载玻片上将细菌或红细胞等颗粒性抗原与已知的抗体直接混合，在适当电解质存在的条件下，如两者对应便发生特异性结合而形成肉眼可见的凝集物，即为阳性反应；如两者不对应便无凝集物出现，即为阴性反应。本实验为定性实验方法，一般用于用已知抗体检测未知抗原。此法简便、快速，适用于细菌鉴定、分型和人类 ABO 血型鉴定。本实验以人类 ABO 血型鉴定实验为例。

ABO 血型系统是 1900 年奥地利兰茨泰纳发现和确定的人类第一个血型系统。ABO 血型抗原有 A 和 B 两种。A 型红细胞膜上有 A 抗原，B 型红细胞膜上有 B 抗原，AB 型红细胞膜上有 A、B 两种抗原，而 O 型红细胞膜上则不含 A、B 抗原。分别将抗 A、抗 B 血清与受检者红细胞混合，观察有无凝集现象，根据其凝集状况便可判定受试者的血型。

【实验材料】

（1）抗 A 和抗 B 标准血清、生理盐水。

（2）载玻片、无菌采血针、记号笔、牙签、碘伏、无菌棉棒、毛细吸管、显微镜。

【实验方法】

（1）取载玻片一张，用记号笔分为两格，注明 A、B 字样。

（2）取抗 A、抗 B 抗体各一滴，分别滴在载玻片上的 A、B 格内。

（3）用碘伏消毒环指指端皮肤（或耳垂），再用无菌采血针刺破表皮，用毛细吸管取血，滴入盛有 lml 生理盐水试管中，混匀，即成待检红细胞悬液（约 2%）。立即用无菌干棉棒压迫止血。

（4）用毛细吸管取受检者红细胞悬液各 1 滴，分别滴于 A、B 格的血清中，然后用牙签将抗血清与红细胞搅拌均匀（也可轻轻晃动载玻片混匀）。将玻片放置于实验台上静置 1min 后，在白色背景下观察凝集情况。如肉眼观察不够清楚，可将玻片置于显微镜下用低倍镜观察。

【实验结果】

如混合液由均匀红色混浊状逐渐变为透明，并出现大小不等的红色凝集块，即为红细胞凝集；若混合液仍呈均匀混浊状，则表明红细胞未发生凝集。血型鉴定实验结果及判定见表 8-1。

表 8-1　血型判定

血型	抗 A 血清	抗 B 血清
A	+	–
B	–	+
AB	+	+
O	–	–

注：“+”表示凝集，“–”表示无凝集。

【注意事项】

1. 所用器材必须干燥清洁、防止溶血。为避免交叉污染，建议使用一次性器材。

2. 加试剂顺序，一般先加抗体，然后再加红细胞悬液，以便核实是否漏加血清。
3. 要及时观察结果，以防时间过长使标本干涸而影响结果的观察和判定。
4. 用牙签混匀时要注意更换牙签，以免混淆血清产生错误结果。

【思考题】

ABO 血型鉴定有何临床意义？

Ⅱ. 试管凝集反应

【实验目的】

掌握肥达试验的原理与操作方法。

【实验原理】

试管凝集反应是将已知的颗粒性抗原悬液定量的与一系列倍比稀释的待检血清等量混合，静置一定时间后，根据各管的凝集程度，判断待检血清中抗体的相对含量（效价），常用于半定量检测。

试管凝集实验的应用，一般均以已知抗原测定免疫血清或患者血清中抗体的效价。本法主要检测血清中有无某种特异性抗体及其效价，以协助临床诊断或供流行病学调查。常用的有诊断伤寒和副伤寒的肥达试验（Widal test）、诊断斑疹伤寒和恙虫病等立克次体病的外斐试验（Weil-Felix test），以及诊断布氏菌病的瑞氏试验（Wright test）。

【实验材料】

（1）待检血清：用生理盐水 1∶10 稀释。
（2）诊断菌液：伤寒沙门菌 H 或 O 菌液。
（3）生理盐水。
（4）试管架、试管、1ml 吸管、37℃水浴箱等。

【实验方法】

（1）取洁净试管 8 支，排列于试管架上，依次标明管号。
（2）各管均加入 0.5ml 生理盐水。
（3）吸取 1∶10 稀释的待检血清 0.5ml 加入第 1 管，从第 1 管开始做连续倍比稀释至第 7 管，第 8 管不加血清作为生理盐水对照。

血清倍比稀释方法：吸取 1∶10 稀释的待检血清 0.5ml 加入第 1 管，充分混匀后吸出 0.5ml 加入第 2 管，混匀，从第 2 管吸出 0.5ml 加入第 3 管；同法依次稀释至第 7 管，混匀后从第 7 管吸出 0.5ml 弃去。至此，第 1～7 管的血清稀释度为 1∶20、

1∶40、1∶80、1∶160、1∶320、1∶640、1∶1280，这种稀释方法称为血清倍比稀释法（表 8-2）。

（4）每管加入诊断菌液 0.5ml，此时每管内血清稀释度又增加 1 倍。

（5）充分混匀后，放 37℃水浴箱中 2～4h 或 37℃孵育箱中过夜次日取出观察结果。

表 8-2 试管凝集反应操作步骤

管号	1	2	3	4	5	6	7	8
生理盐水/ml	0.5	0.5	0.5	0.5	0.5	0.5	0.5	0.5
待检血清/ml	0.5	0.5	0.5	0.5	0.5	0.5	0.5	—
血清稀释度	1∶20	1∶40	1∶80	1∶160	1∶320	1∶640	1∶1280	—
菌液/ml	0.5	0.5	0.5	0.5	0.5	0.5	0.5	0.5
血清最终稀释度	1∶40	1∶80	1∶160	1∶320	1∶640	1∶1280	1∶2560	—

【实验结果】

（1）先观察生理盐水对照管，此管应无凝集现象，管内液体仍呈混浊状态，管底沉淀物呈圆形，边缘整齐。

（2）再观察非对照管，自第 1 管开始依次观察管内液体的混浊程度及管底凝集块的大小，并依次判定凝集程度，凝集的强弱可用“+”号表示。

++++：最强凝集，细菌全部凝集，管内液体完全澄清，凝集块完全沉于管底。

+++：强凝集，细菌大部分凝集，管内液体不完全澄清，稍有轻度混浊，凝集块沉于管底。

++：中等强度凝集，细菌部分凝集，管内液体较混浊。

+：弱凝集，细菌仅少量凝集，管内液体混浊，凝集块不明显。

–：不凝集，管内液体和对照管同样混浊，无凝集块。

（3）血清凝集效价（滴度）：通常以能与一定量的抗原发生肉眼可见的明显凝集（++）的血清最高稀释度为血清凝集效价。

【注意事项】

1. 取样和加样应准确；做血清倍比稀释时应仔细且逐管进行，防止跳管。
2. 抗原、抗体加入后要充分混匀，以增加抗原抗体的接触。
3. 观察结果时勿摇动试管，以免凝集块摇散而影响结果的判定。
4. 加入菌液时，一般应先加对照管，然后从高稀释度向低稀释度的管中加注，而且要避免吸管尖端触及试管内原有的反应物。

【思考题】

1. 什么是血清凝集效价？血清凝集效价与血清抗体浓度有何相关性？
2. 决定血清凝集效价高低的因素是什么？

实验二　间接凝集试验

间接凝集反应（indirect agglutination）是将可溶性抗原或抗体包被在一种与免疫反应无关的载体颗粒表面成为致敏载体后，与相应抗体或抗原发生结合，在一定条件下出现颗粒物凝集的现象。根据致敏载体的方式不同，间接凝集反应可分为正向间接凝集试验、反向间接凝集试验、间接凝集抑制试验和协同凝集试验等。正向间接凝集试验是用抗原致敏载体以检测标本中的相应抗体，反向间接凝集试验是用特异性抗体致敏载体以检测标本中的相应抗原。

【实验目的】

掌握间接凝集反应的操作方法。

【实验原理】

间接凝集反应可用作载体的物质有红细胞、聚苯乙烯、乳胶颗粒、活性炭及硅酸铝颗粒等。若所用载体为红细胞，称为间接血球凝集试验，是通过观察红细胞凝集现象，来判断样品中有无相应抗体及其含量。

【实验材料】

（1）抗原：伤寒杆菌 O_{901} 抗原。
（2）免疫血清：伤寒杆菌 O_{901} 免疫血清。
（3）2%绵羊红细胞（SRBC）悬液、生理盐水、试管、吸管和水浴箱等。

【实验方法】

1. 伤寒杆菌 O 抗原溶液的制备

将 1×10^{10} 个/ml 的伤寒杆菌悬液，置 100℃水浴中 2h，3500r/min 离心 30min，吸取上清液，分装在无菌试管中，置 4℃冰箱备用。

2. 致敏 SRBC 悬液的制备

取一定稀释度的抗原加等量 2% SRBC 悬液，混合后置 37℃水浴箱中，每隔 15min 取出振荡 1 次，共经 2h。取出后用生理盐水洗涤 3 次，每次 2000r/min 离心 10min，最后配制成 1%的致敏 SRBC 悬液。

3. 试验步骤

（1）取洁净试管 9 支，排列于试管架上，依次标明管号。

（2）第 1 管加入 0.9ml 生理盐水，其余各管各加入 0.5ml。

（3）以吸管吸取已加热灭菌的免疫血清 0.1ml 加入第 1 管，混匀后吸取 0.5ml 注入第 2 管，同样第 2 管的血清与生理盐水混匀后吸取 0.5ml 注入第 3 管。如此依次稀释直至第 8 管。自第 8 管吸出 0.5ml 弃去。第 9 管不加血清作为对照。

（4）于每管加入 0.5ml 已经致敏的 1%SRBC 悬液，混匀后放入 37℃水浴中 2h 后观察结果。

【实验结果】

1. 红细胞的凝集强度

红细胞的凝集强度可根据下面的标准划分为不同等级（图 8-1）。

++++：红细胞形成片状凝集，均匀布满管底，凝集边缘不整齐或折叠。

+++：红细胞形成片状凝集，有卷边或缺口，面积略小于++++。

++：红细胞形成片状凝集，面积较小，边缘较松散。

+：红细胞沉积于管底，周围有散在的少量凝集。

–：红细胞沉积于管底，呈小圆点状，边缘清晰整齐。

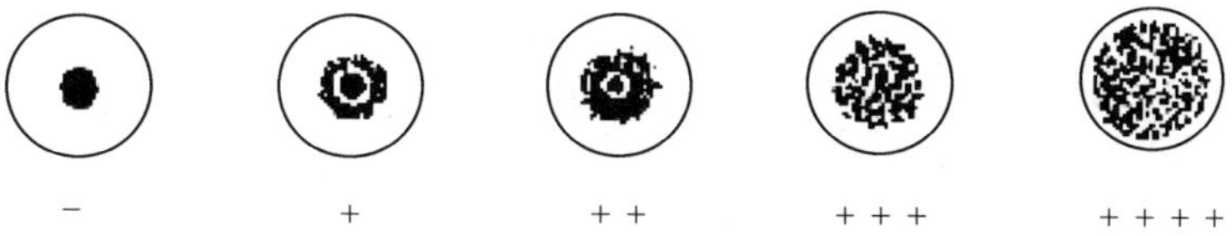

图 8-1　管底凝集块观察及判定

2. 效价判定

致敏红细胞对照管呈“–”，测定管以出现“++”凝集强度的血清最高稀释倍数作为该血清的凝集效价。

【注意事项】

1. 使用器材必须清洁，否则对结果影响很大。
2. 致敏的新鲜红细胞不宜长期保存。
3. 试验时应同时做阳性、阴性和致敏红细胞对照，以排除致敏红细胞是否有与受检标本中某种成分产生非特异性凝集的可能。
4. 振荡混合时间不要少于 1min，以免红细胞混合不均匀而出现不清晰的凝集模式，影响结果判断。

【思考题】

间接血球凝集试验在操作过程中应注意什么问题？

实验三　单向琼脂扩散实验

沉淀反应的抗原可以是多糖、蛋白质、类脂等。与相应的抗体相比，抗原分子小（20μm），单位体积中所含抗原量多，具有较大的反应面积。为了使抗原抗体之间比例适合，不使抗原过剩，故一般均应稀释抗原，并以抗原最高稀释度仍能与抗体出现沉淀反应为该抗体的沉淀反应效价（滴度）。

早期的沉淀反应是以童汉试管为容器的环状沉淀反应和絮状反应，由于其敏感性低，临床已不再使用。现在的沉淀反应多是在凝胶中进行，目前最常用的凝胶为琼脂糖。由于凝胶内沉淀试验具有高度的敏感性和特异性，且设备简单、操作方便，因而得到广泛应用。

【实验目的】

掌握血清抗体的检测方法。

【实验原理】

单向琼脂扩散实验是将某种特异性抗体混合于琼脂中，制成含抗体的琼脂板，再于琼脂板上打孔，并将一定量的抗原加入孔中。抗体与琼脂混合后，不会再扩散，只有孔中抗原向四周呈辐射状扩散。如抗原与已知的抗体相对应，在两者比例适合处即出现由免疫复合物所形成的白色沉淀环，沉淀环的大小（直径或面积）与抗原浓度呈正比（图 8-2）。以不同浓度的标准抗原与固定浓度的抗血清反应后测得的沉淀环的直径作为纵坐标，以抗原浓度为横坐标可绘制标准曲线，待测抗原可在同样条件下测得沉淀环直径，然后从标准曲线中求得其含量。因此，该实验系定量实验，主要用于测定血清 IgG、IgM、IgA 和补体成分的含量。本实验以检测血清中 IgG 的含量为例。

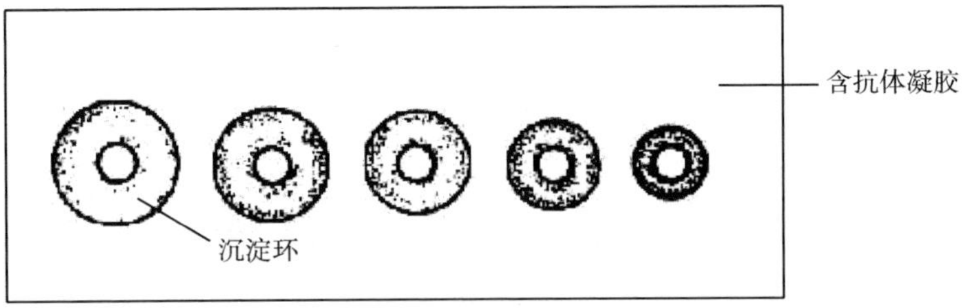

图 8-2　单向免疫扩散实验示意图

【实验材料】

（1）参考血清：冻干正常人混合血清，其中 IgG 含量为经标准标定的已知量，用以制作标准曲线。

（2）待检血清：常规取静脉血，并分离血清。

（3）羊抗人 IgG 诊断血清（单扩效价 1∶60）、生理盐水、琼脂。

（4）三角烧杯、塑料板、打孔器、吸管、微量加样器、注射器针头、湿盒（铝质饭盒，盒内铺有湿纱布）、温箱、半对数坐标纸。

【实验方法】

1. 琼脂凝胶的制备

吸取已加热溶化的 1.5%琼脂 59ml 于三角烧瓶中，置 56℃水浴保温。将预温的羊抗人 IgG 诊断血清 1ml 与 59ml 溶化琼脂充分混合，继续保温于 56℃水浴中备用。

2. 制板

将混有诊断血清的琼脂液 5ml 浇注于塑料板上，置于室温冷却凝固。

3. 参考血清和待测血清的稀释

（1）稀释参考血清：每支冻干参考血清中加入蒸馏水 0.5ml，待完全溶解后，用生理盐水稀释成如下浓度：1∶10、1∶16、1∶20、1∶32、1∶40。

（2）待测血清用生理盐水做 1∶40 稀释。

4. 打孔

待琼脂凝固后，用直径 3mm 的打孔器在琼脂板上打孔，使孔间距为 10～15mm。

5. 加样

用微量加样器分别吸取各种稀释度参考血清 10μl，准确地加到琼脂板孔中，每种稀释度加两个孔。用同样方法吸取 10μl 已稀释好的待测血清，每份标本加两个孔。

6. 扩散

将加样的琼脂板放入湿盒中，置 37℃环境下反应 24～48h，观察结果。

【实验结果】

（1）取出琼脂板，即可见清晰的乳白色沉淀环。用标尺测其沉淀环直径并记录。如果沉淀环不太圆，则取最大直径和最小直径的平均值。

（2）标准曲线的绘制：以所加各种浓度参考血清的沉淀环直径为纵坐标，相应孔中 IgG 浓度为横坐标，在半对数纸上做图，绘制标准曲线。

（3）待测标本 IgG 含量的计算：根据待测血清孔的沉淀环直径可从标准曲线上查得相应 IgG 含量，乘以血清的稀释倍数，即为待测血清中 IgG 的实际含量。

【注意事项】

1. 该实验为定量实验，因此，对各种影响因素，如参考蛋白的标准、抗体的浓度、琼脂的质量与浓度、免疫板的厚度与均匀程度等，必须严格控制。

2. 浇制琼脂板时，诊断血清与琼脂要充分混匀，浇板要均匀、平整、厚薄一致，无气泡，布满板面。

3. 孔要打的圆整光滑，务必将孔中琼脂挑净，不可损坏孔缘。

4. 打孔后立即加样，如放置时间较长，孔内常有液体渗出，需吸干后再加样。

5. 诊断血清与溶化琼脂混合时，溶化琼脂的温度要控制在 56℃，温度过高会使抗体变性失活，温度过低，会使琼脂凝固，不能浇板或浇板不均匀。

6. 稀释诊断血清、参考血清和加样时均需用微量加样器，加样量要准确，且每个样品加两个孔。

7. 测量沉淀环直径要准确，若有误差再乘以稀释倍数，则误差可成倍增加。

【思考题】

1. 影响单向免疫扩散实验的因素有哪些？
2. 单向免疫扩散实验为什么要设定参考血清？
3. 琼脂板中抗体的浓度对实验结果有何影响？

实验四　双向琼脂扩散实验

抗原、抗体在凝胶中扩散并进行沉淀反应，称为免疫扩散反应（immunodiffusion）。将抗原与其相应抗体放在凝胶（如琼脂）平板中的邻近孔内使它们相互扩散，当扩散到两者浓度比例合适的部位相遇时，即出现乳白色的沉淀线，这便称为双向免疫扩散实验。这一方法是由 Ouchterlony（1948 年）提出的，因此又称 Ouchterlony 技术。

【实验目的】

掌握甲胎蛋白的检测方法。

【实验原理】

将可溶性抗原和抗体分别加到琼脂板上相应的小孔中，使两者各自向四周扩散，如抗原与抗体相对应，两者相遇即发生特异性结合，并在比例适合处形成白色沉淀线。如果所加抗原和抗体标本中分别含有若干与血清学反应无关的抗原抗体，则因各种抗原的扩散系数和各对抗原抗体间的最适比例不同，以及抗原抗体复合物所形成的沉淀线具有选择性渗透屏障作用，扩散后可以形成若干条沉淀线，一条沉淀线代表一对抗原抗体（图 8-3）。因此，通过双向免疫扩散实验，可用已知抗体（或抗原）检测未知抗原（抗体）。

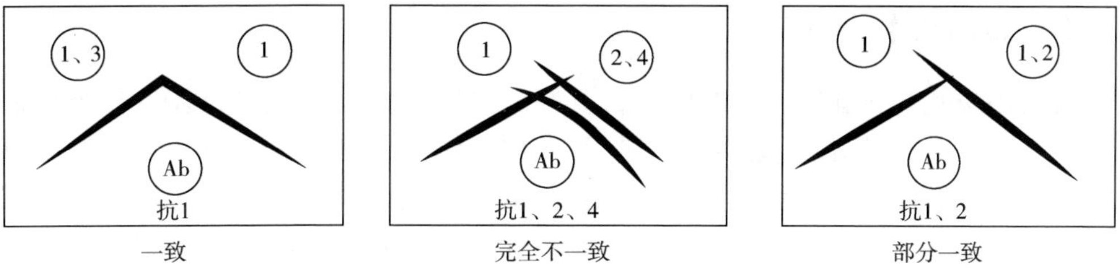

图 8-3 双向免疫扩散实验示意图

【实验材料】

（1）1.5%生理盐水琼脂。

（2）待检血清、肝癌患者甲胎蛋白（alpha-fetoprotein，AFP）、阳性血清（或脐带血）。

（3）AFP 诊断血清（抗 AFP 抗体）。

（4）载玻片、打孔器、微量加样器、吸管、湿盒、温箱等。

【实验方法】

（1）琼脂板的制备：将塑料板置于水平桌面上，取已溶化的生理盐水琼脂 5ml，倾注于塑料板上，使其自然流成水平面。

（2）打孔：待琼脂凝固后，用打孔器按图 8-4 打孔，孔径为 3mm，孔距 10～15mm，挑出孔中琼脂。

（3）加样：于中央孔加入 AFP 诊断血清，周围 1、4 孔加入已知 AFP 阳性对照，2、3、5、6 孔分别加入待检血清（不同样本应更换吸头）。

（4）扩散：将琼脂板放入湿盒内置 37℃温箱中，24h 后取出观察结果。

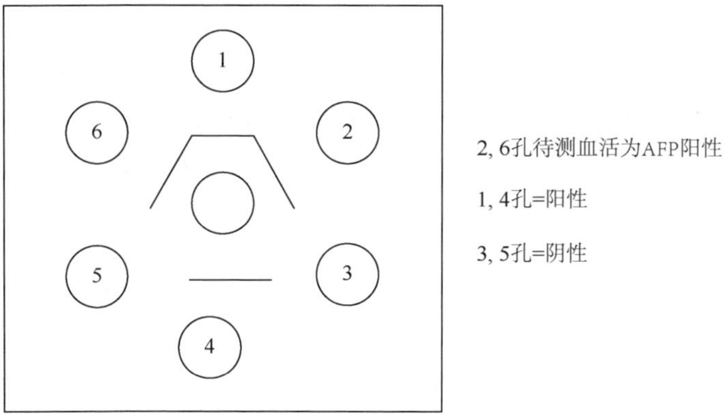

图 8-4 双向免疫扩散实验示意图

【实验结果】

观察中央孔与各孔间沉淀线的数目及特征。本试验 1、4 两孔（AFP 阳性血清）与中央孔（抗 AFP 抗体）之间应出现清晰的乳白色沉淀线。其余各孔则根据与中央孔之间有无沉淀线及沉淀线的特征判断结果。在待测血清孔与中央的抗体孔之间若出现白色沉淀线，表明待测血清中有与抗体相对应的抗原，即 AFP 为阳性。如图 8-4 所示，2、6 孔待测血清标本与中央孔产生沉淀线，并与相邻阳性对照所产生的沉淀线相互融合，则表示 AFP 阳性；3、5 孔无沉淀线，因此 3、5 孔 AFP 均为阴性。

【注意事项】

1. 加样时不要将琼脂划破，并避免产生气泡或加至孔外，以保证结果的可靠性。
2. 浇制琼脂板时要均匀、平整、厚薄一致，无气泡，布满板面。
3. 反应时间要适宜，时间过长，沉淀线可解离而导致假阴性，时间过短，则沉淀线不出现或不清楚。
4. 加样时抗体、阳性血清及每份待检标本要更换吸头，以免混淆，影响实验结果。
5. 实验前应做预实验，确定抗体的稀释度。

【思考题】

1. 为什么抗原、抗体要选择适当比例？
2. 双向免疫扩散实验主要用于哪些检测？
3. 双向免疫扩散实验和单向免疫实验有何区别？

实验五　溶血空斑实验

19 世纪末，发现体液免疫不久后，Border 证实，新鲜血清中含有一种能辅助特异性抗体发挥溶菌作用的不耐热蛋白成分，这种成分是抗体介导免疫溶菌和溶细胞作用的必要补充条件。它作为机体所固有的非特异性防御组分，能增强特异性抗体和抗原结合后所产生的反应，广泛参与机体的抗微生物防御反应及免疫调节，亦可参与一些变态反应疾病和自身免疫性疾病的病理过程，引起组织损伤和破坏。但补体组分的先天性缺陷也可导致疾病的发生。因此需要进行补体总活性的测定及补体单个成分的测定。此外根据抗原抗体在结合过程中能激活补体而设计了补体结合实验和补体介导的细胞毒实验。

【实验目的】

掌握 B 淋巴细胞抗体形成功能的检测方法。

【实验原理】

溶血空斑实验（plaque forming cell assay，PFC）是体外检测B淋巴细胞抗体形成功能的一种方法。其原理是用绵羊红细胞（SRBC）免疫家兔或小鼠，取家兔淋巴结或小鼠脾细胞制成细胞悬液，与高浓度绵羊红细胞混合后加入琼脂糖凝胶中，其中每个释放溶血性抗体的B淋巴细胞在补体的参与下可溶解周围的绵羊红细胞，在周围形成一个可见的空斑，一个空斑代表一个抗体形成细胞，空斑的数量反映机体的体液免疫功能。

【实验材料】

1. 动物

18～25g 昆明系小鼠等。

2. 试剂

（1）SRBC 悬液。

（2）PBS（0.1mol/L，pH 7.2）。

（3）低层和顶层琼脂：将抗补体作用小的琼脂（日本琼脂粉或旅大水产制品厂的产品）用 PBS 配成 1.4%和 0.7%两种浓度。将 0.7%的琼脂分装小试管，每管 1.5ml 备用。

（4）DEAE-右旋糖酐：相对分子质量 50 000，用蒸馏水配成 1%浓度备用。

（5）补体：采集 3 只以上豚鼠血清，应用时用 PBS 稀释成 1∶30 浓度（如不加 DEAE-右旋糖酐，可采用原补体或做 1∶5 稀释）。

【实验方法】

1. 免疫脾细胞悬液的制备

（1）免疫小鼠：每只小鼠经尾静脉或腹腔注入上述 SRBC 悬液 0.2ml。

（2）脾细胞悬液的制备：将免疫后第四天的小鼠拉颈处死，解剖取出脾脏，放入含 Ca^{2+}、Mg^{2+}的 pH7.2 的 PBS 中漂洗后，去掉结缔组织，加入适量的 PBS，用弯头镊子挤压脾细胞，稍静置，吸上清液至离心管中，1500r/min 离心 5min，弃上清液后，加入定量 PBS，混匀，按白细胞计数法计算脾细胞数，最后用 PBS 调整细胞数至 1.00×10^7 个/ml，一般每只鼠脾脏细胞数为 1×10^8～1.5×10^8 个/ml。

2. 倾注底层琼脂

将 1.4%琼脂凝胶加热融化后，倾注于水平位置的平皿内，每皿 2～3ml，凝固后，置 37℃温箱，平皿反扣，开盖 1h 后备用。

3. 顶层琼脂的制备

将 0.7%的琼脂融化后，置于 45℃恒温水浴箱中，依次加入以下试剂：

（1）2×10^9 个/ml SRBC 悬液 0.1ml。

（2）1%DEAE-右旋糖酐 0.05ml。

（3）1.00×10^7 个/ml 脾细胞悬液 0.1ml。

迅速混匀后，倾注于已铺好底层琼脂的平皿内，使之均匀铺平凝固后，静置约15min，放37℃温育1～1.5h。

4. 加补体

从温箱中取出平皿，每皿加入1∶30稀释的新鲜豚鼠血清1.5ml（如未加DEAE-右旋糖酐，则加原血清或1∶5稀释的新鲜血清1.5ml），继续放37℃温箱中温育30min后取出，观察溶血空斑。也可在室温下放置1h，而后放入4℃冰箱过夜。如需保存，可加入用生理盐水或PBS配制的0.25%戊二醛6.0ml进行固定。

【实验结果】

观察时，将平皿对着光亮处，用肉眼或放大镜观察每个溶血空斑的溶血状况，并记录整个平皿中的空斑数，同时求出每百万个脾细胞内含空斑形成细胞的平均数。

【注意事项】

1. 对SRBC的要求：因为SRBC既是免疫原，也是靶细胞和指示细胞，故要求SRBC应新鲜，洗涤不超过3次，每次2000r/min离心5min，细胞变形或脆性增大者均不能使用。阿氏液保存的血液可用2周。

2. 免疫所用SRBC的数量：尾静脉注射以1.0×10^5个/ml为宜。腹腔注射为4.0×10^8个/ml，用量小，如低于1.0×10^7个/ml注射0.5ml，空斑形成极少；用量过大，超过2.50×10^9个/ml，多不能形成空斑。

3. 采取免疫脾的时间：无论是经尾静脉还是腹腔免疫，均以免疫后第四天取脾为宜，过早或过晚空斑都形成极少。

4. 脾细胞的活力：为了保证脾细胞的活力，制备脾细胞过程中所用PBS（或Hank’s液）最好临用时方从4℃冰箱中取出，或整个操作过程应在冰浴中进行。

5. 倾注平板的要求：底层要平，上层要把握好温度。

6. 补体的活力：补体活力的大小，对溶血空斑的形成关系很大。如出现抗体或补体的活力低下，将不能形成空斑。所以补体要新鲜，并宜将3只以上豚鼠血清混合。DEAE-右旋糖酐是一种多盐的水溶性物质，由于琼脂的半乳糖链上含有抗补体的硫酸酯基团，DEAE-右旋糖酐能与它形成不可置换的结合，而使之沉淀，从而消除琼脂的抗补体作用。

7. 空斑计数：要求判读准确，避免辨认造成的误差。遇可疑空斑时，应行镜检，对肉眼结果进行核对。

【思考题】

补体结合实验多用于哪些临床疾病的辅助检查?

（李　松　赵亚雪）

第九章　细胞因子检测

细胞因子（cytokine，CK）是由免疫原、丝裂原或其他因子刺激细胞所产生的低分子质量可溶性蛋白，为生物信息分子，具有调节固有免疫和适应性免疫应答、促进造血，以及刺激细胞活化、增殖和分化等功能。细胞因子的种类甚多，包括白介素（interleukin，IL）、肿瘤坏死因子（tumor necrosis factor，TNF）、干扰素（interferon，IFN）、集落刺激因子（colony stimulating factor，CSF）、生长因子（growth factor，GF）、趋化因子（chemokine）等。由于基因工程和细胞工程的迅猛发展，相继发现了许多新的细胞因子，并对各种细胞因子的来源、分子生物学特性、生物学功能，以及与临床的关系等进行了大量的研究。这些研究有助于在分子水平上阐明细胞因子的免疫调节机制，以及某些疾病的防治和诊断。但这些均在一定程度上依赖于对细胞因子进行检测，细胞因子的检测不仅是基础免疫研究的有效手段，同时在临床疾病诊断、病程观察、疗效判断及细胞因子治疗监测方面均具有重要价值。本章将介绍几种细胞因子检测的基本原理和方法。

实验一　ELISA 双抗夹心法检测细胞因子

酶联免疫吸附试验（enzyme-linked immunosorbent assay，ELISA）是以免疫学反应为基础，将抗原、抗体的特异性反应与酶对底物的高效催化作用相结合起来的一种敏感性很高的实验技术。在实际应用中，通过不同的设计，具体的方法步骤可有多种，即用于检测抗体的间接法、用于检测抗原的双抗体夹心法，以及用于检测小分子抗原或半抗原的抗原竞争法等。本技术的特点是敏感性高，特异性强，操作简易，结果容易观察。比较常用的是 ELISA 双抗体夹心法及 ELISA 间接法。

【实验目的】

掌握 ELISA 双抗夹心法检测细胞因子的原理和操作方法。

【实验原理】

双抗体夹心法的基本原理是：先使抗体结合到某种固相载体表面，并保持其免疫活性；使抗体与某种酶相结合制成酶标抗体，这种酶标抗体既保留了其免疫活性，又保留了酶活性；试验时，把受检标本（抗原）和酶标抗体按不同的步骤与固相载体表面的抗体起反应，用洗涤法去除固相载体上的游离物质，最后结合在固相载体上的酶量与标本中受检物质的多少有关。当加入酶反应的底物后，底物被酶催化而产生有色物质。颜色反应深浅与受检抗原的量呈正比。因此，可借助颜色反应的深浅来进行抗原的定性及定量检测。

体液中细胞因子的定性或定量检测常用双抗体夹心法。

【实验材料】

（1）试剂：包被抗体、酶标抗体、标准品、包被缓冲液（0.05mol/L 碳酸盐缓冲液，pH 9.6）、洗涤液（PBST，pH7.4）、样本稀释液（PBS，pH 7.4）、底物液（TMB-过氧化氢尿素溶液）、终止液（2mol/L H_2SO_4）。

（2）器材：酶标仪，加样器，塑料滴头，洗涤瓶、小烧杯、玻璃棒、试管、吸管、量筒、滤纸等。4℃冰箱，37℃孵育箱。

【实验方法】

（1）包被：包被稀释液稀释包被抗体至 1μg/ml，加入 96 孔培养板，100μl/孔，置于 4℃环境下，24h，弃去孔中液体。

（2）封闭：5%小牛血清置于 37℃环境下封闭 40min，洗涤 3 次，每次 3min。

（3）加样：加一定量稀释的待检样本 100μl 于上述已包被的反应孔中，置于 37℃环境下孵育 1h。然后洗涤 3 次，每次 3min。如定性测定，同时做空白孔，阴性对照孔及阳性对照孔；如定量测定，需加入不同浓度的标准品建立标准曲线。

（4）加酶标抗体：于各反应孔中加入新鲜稀释的酶标抗体 100μl。37℃孵育 0.5～1.0h，洗涤 3 次，每次 3min。

（5）加底物液显色：于各反应孔中加入底物溶液 100μl，37℃避光反应 10～30min。

（6）终止反应：于各反应孔中加入终止液。

【实验结果】

（1）定性测定：可于白色背景上，直接用肉眼观察结果，反应孔内颜色越深，阳性程度越强，阴性反应为无色或颜色极浅，依据所呈颜色的深浅，以“+”、“–”号表示。也可测 OD 值：在酶标检测仪上，于 450nm 处，以空白对照孔调零后测各孔 OD 值，若大于规定的阴性对照 OD 值的 2.1 倍，即为阳性。

（2）定量测定：以不同浓度标准品的 OD 值在双对数纸上做图，绘制出标准曲线。通过标本的 OD 值可以在标准曲线上查出其浓度。或使用计算机软件，绘制出标准曲线，计算样品含量。

【注意事项】

1. 待检标本如为血清，应采用一次性容器，血液采集后尽快（6h 以内）分离血清。
2. 封闭液或抗体稀释液应新鲜配制或冻存。
3. 封闭时将封闭液加满各反应孔，并去除各孔中的气泡。
4. 洗涤时先吸干孔内反应液，将洗涤液注满板孔，放置 3min 后可略摇动，吸干孔内液体，倾去液体后在吸水纸上拍干。

【思考题】

操作过程中为什么要用 5%小牛血清进行封闭？

实验二　ELISOPT 检测细胞因子

酶联免疫斑点法（enzyme linked immunospot assay，ELISPOT），源自 ELISA，又突破传统 ELISA 法，是体外检测特异性抗体分泌细胞和细胞因子分泌细胞的一项免疫学检测技术，是定量 ELISA 技术的延伸和发展。ELISA 法是通过显色反应，在酶标仪上测定吸光度，检测可溶性蛋白的总量；而 ELISPOT 则通过显色反应，在分泌某种可溶性蛋白细胞的相应位置上显现清晰可辨的斑点，从而检测分泌该蛋白的细胞的频率，是单细胞水平检测，比 ELISA 法更灵敏，可从 20 万～30 万细胞中检出 1 个分泌该蛋白的细胞。

【实验目的】

掌握 ELISPOT 实验原理；掌握 ELISPOT 基本操作。

【实验原理】

用 PVDF 孔板来吸附单克隆抗体，将处理后的细胞加入孔板中，当细胞受到刺激后活化，局部产生细胞因子被特异单克隆抗体所捕获，被捕获的细胞因子与生物素标记的第二抗体结合，其后再与碱性磷酸酶标记的亲和素结合，最后用底物（如 BCIP/NBT）来显色，PVDF 孔板出现“紫色”的斑点表明单个细胞产生的细胞因子，可以通过 ELISPOT 酶联斑点分析系统对斑点分析后得出结果。

【实验材料】

（1）试剂：70%乙醇、PBS、单克隆抗体、胎牛血清、PRMI 1640 培养基、含 0.05%（*V*/*V*）Tween-20 的 PBS（PBST）、生物素标记的抗体，酶标记的亲和素、BCIP/NBT 底物、蒸馏水。

（2）仪器：PVDF 96 孔培养板、CO_2 培养箱、倒置显微镜或酶联免疫斑点自动图像分析仪。

【实验方法】

（1）每孔加 100μl 70%乙醇孵育 PVDF 孔板，室温下孵育 10min。

（2）弃去乙醇，加入 100μl PBS 洗涤 3 次，尽量减少乙醇的残留。

（3）加 100μl 单克隆抗体预先包被 PVDF 孔板，置于 4℃环境下孵育过夜。

（4）弃去液体，100μl PBS 洗涤 5 次。

（5）每孔加入 100μl 含 10%胎牛血清的 PRMI 1640 培养基封闭，室温孵育 2h。

（6）弃去液体，将待测细胞样本稀释不同浓度后加入孔板中，细胞数为 1×10^5～5×10^5/孔，并加入特异性刺激剂，37℃环境下，CO_2 培养箱中孵育 24h。

（7）每孔加入 200μl PBST 洗涤 5 次，加入 100μl 稀释好的生物素标记的抗细胞因子的检测抗体，37℃孵育 1h。

（8）PBST 洗涤 5 次后，加入 100μl 酶标记的亲和素，37℃环境下孵育 1h。

（9）PBST 洗涤 5 次，每孔加入 100μl BCIP/NBT 底物，室温下反应 5～15min，完全显色后，用蒸馏水洗涤 PVDF 膜，终止显色反应。吸水纸上轻拍，使膜干燥。

【实验结果】

显色后，在 PVDF 膜上可见紫色（AKP 和底物的产物）或红色（HRP 和底物的产物）斑点，可用立体显微镜或计算机辅助成像分析系统计算斑点数，并用斑点形成单位（sfu/L）记录结果。如果有条件，可用酶联免疫斑点自动分析仪分析斑点形成。每一个斑点代表一个特异分泌细胞因子的细胞（图 9-1）。

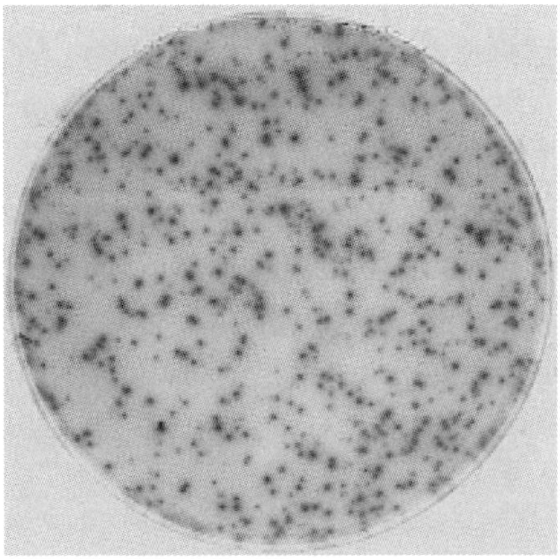

图 9-1　ELISPOT 形成的斑点

【注意事项】

1. 滴加细胞和试剂时枪头千万不能碰触孔底的 PVDF 膜，以防止其损坏。

2. 加入 BCIP/NBT 显色后，用蒸馏水清洗会导致蓝黑色的背景和斑点衰减，应该在 PVDF 膜完全干了以后进行分析。

3. 细胞培养过程中应避免碰撞、移动培养板，并尽量减少开关培养箱的次数。

4. 待测细胞的有效诱导、刺激剂的剂量和刺激效果会影响实验结果。首次实验设定细胞浓度梯度是必要的。

5. 整个实验过程中，96 孔培养板外最好包裹锡箔纸，直到显色结束再弃去，以防边缘受到影响。

6. 实验结束后，板孔要阴干，不要在温度过高及干燥环境下干燥孔板。

【思考题】

1. ELISPOT 与 ELISA 有何不同？

2. ELISPOT 的原理是什么？

实验三 FACS 检测细胞因子

流式细胞术（flow cytometry，FCM）是一项集光学、流体力学、电力学和计算机技术于一体，可以对液流中的单个细胞或生物微粒进行多参数定量分析和分选的技术，它具有快速、灵活、准确、灵敏等特点，已被广泛应用于细胞生物学、免疫学、血液学、肿瘤学及临床检验学等各个学科领域。流式细胞仪又称为荧光激活细胞分选器（fluorescence activated cell sorter，FACS），它利用流式细胞术的原理，通过检测细胞标记的荧光，对单个细胞或其他生物颗粒进行快速、准确、客观定量分析和分类收集的高级精密仪器。FACS 在临床、科研中的广泛应用，与细胞内细胞因子染色技术相结合可提供一种有效地在单细胞水平检测细胞因子的方法，这一方法可检测单个细胞内多个细胞因子，并可区分表达特定细胞因子的细胞亚群。

【实验目的】

掌握 FACS 检测细胞因子的基本操作步骤。

【实验原理】

FACS 检测细胞内细胞因子利用的是荧光素偶联的抗细胞因子的单克隆抗体与细胞内合成的细胞因子结合，使细胞带上荧光素在相应激发光的激发下就能产生荧光信号。但是细胞因子是在细胞活化后合成并释放到胞外的，因此需通过体外多克隆激活剂，如佛波酯和离子霉素或特定的抗原激活细胞，同时用莫能霉素或雷菲德菌素 A（Brefeldin A，BFA）阻断胞内高尔基体介导的蛋白质转运，抑制细胞因子释放到细胞外，从而使产生的细胞因子在细胞质内蓄积，信号增强。而在标记时，荧光素偶联的抗体是无法进入细胞内部与细胞因子特异性结合的。所以在标记时，要经固定剂如 4%多聚甲醛固定和破膜剂增加细胞膜的通透性后，加入荧光素偶联抗体，该抗体才能通过细胞膜进入细胞内部与细胞因子结合。这样就可用 FACS 检测不同细胞亚群分泌的细胞内细胞因子。

【实验材料】

（1）试剂：佛波酯（PMA）、DMSO、PBS、离子霉素（Ionomycin）、莫能霉素（Monensin）、固定剂 4%多聚甲醛、破膜剂（PBS+0.1%Saponin＋0.09%NaN_3）、RPMI1640 培养基、荧光标记抗体。

（2）仪器：CO_2 培养箱、流式细胞仪。

【实验方法】

（1）制备待测细胞样本，调整细胞浓度为 1×10^7 个/ml，培养于完全 RPMI1640 培养基中。

（2）加入刺激剂 PMA、Ionomycin 及蛋白转运抑制剂 Monensin 至终浓度分别为 20ng/ml、1μg/ml、1.7μg/ml。37℃环境下，5% CO_2 培养箱中刺激 4h。

（3）收集细胞，用 PBS 洗涤 2 次，重悬于 100μl PBS 中。

（4）加 Fc 受体封闭液 4℃封闭 5min，将需要标记的荧光素偶联的表面抗体加入细胞悬液中，充分混匀，4℃避光静置 15min。

（5）PBS 洗涤 2 次，洗去未标记上的抗体，用 100μl 固定剂重悬细胞，4℃，避光固定 30min。

（6）加入破膜剂洗涤细胞 2 次后，用 100μl 破膜剂重悬细胞，然后加入需要检测的细胞因子的荧光偶联抗体，充分混匀，4℃避光静置 30min。

（7）破膜剂和 PBS 各洗涤 1 次，洗去游离抗体。适量 PBS 重悬细胞后即可用流式细胞仪检测。

【实验结果】

流式细胞仪检测各荧光强度，根据表面分子的表达进行细胞亚群设门，分析其细胞因子表达水平。

【注意事项】

1. 破膜剂的作用是可逆性的，所以细胞内染色的全过程均需在有破膜剂的环境中进行。

2. 细胞刺激剂和所有标记抗体中均含有毒物质，操作时需防止吸入或与人体直接接触。

3. 测胞内细胞因子或蛋白时封闭抗体的应用是必不可少的。因为大多数的免疫细胞表面都表达有 Fc 受体，能与抗体的 Fc 段结合。

4. 若同时做细胞表面染色，则需在细胞固定、破膜前进行染色。

【思考题】

FACS检测胞内细胞因子时，染色的原理是什么？

实验四　Real-time PCR检测细胞因子

Real-time PCR技术，又称实时荧光定量PCR，是指在PCR反应体系中加入荧光基团，利用荧光信号累积实时监测整个PCR进程，最后通过标准曲线对未知模板进行定量分析的方法。实时荧光定量PCR技术于1996年由美国Applied Biosystems公司推出，由于该技术不仅实现了PCR从定性到定量的飞跃，而且与常规PCR相比，不需PCR后处理，避免了交叉污染，特异性强、灵敏度高、重复性好、定量准确、速度快，配以相应的荧光PCR仪，整个PCR过程可实现自动化，且耗时短，操作方便，易于标准化和推广应用，因而实时定量PCR作为一个极有效的实验方法，成为了分子生物学研究中的重要工具，迅速在医学、检验检疫、军事、农业等领域得到了推广应用。Real-time PCR技术可用于检测细胞中细胞因子、膜表面分子、信号蛋白等mRNA的表达水平。本实验以Real-time PCR检测细胞因子为例进行介绍。

【实验目的】

掌握Real-time PCR检测细胞因子的方法及结果判断。

【实验原理】

实时荧光定量PCR是在PCR指数扩增期间通过连续监测荧光信号强弱的变化来即时测定特异性产物的量，并据此推断目的基因的初始量（图9-2）。实时荧光定量PCR的荧光化合物广义上可分为嵌入荧光染料和特异性荧光探针两大类型。利用嵌入荧光染料检测只是简单的反映PCR反应体系中总的核酸量，是一种非特异性的检测方法。SYBR® Green I是荧光定量PCR最常用的DNA结合染料，能与双链DNA非特异性结合，结合后发出荧光，可以通过检测反应体系中的SYBR® Green I荧光强度，达到检测PCR产物扩增量的目的（图9-3）。这种方法存在的问题是他们不能分辨特异性的PCR产物和其他双链DNA，如引物二聚体。因此，需要在PCR后进行溶解曲线分析。而且利用嵌入荧光染料也不适合进行多重PCR分析。为了克服这些缺陷，人们把荧光化合物标记到特异性的寡核苷酸上形成荧光标记的DNA探针，通过探针与PCR产物特异性的结合，在PCR过程中可对产物实现均相、实时、定量检测，同时也适用于多通道检测。双标记荧光探针法是一种特异性荧光探针方法，即使用5′端带有荧光物质（如FAM），3′端带有淬灭物质（如TAMRA）的双标记荧光探针进行荧光检测的方法。当探针完整时，5′端的荧光物质受到 3′端的淬灭物质的制约，不能发出荧光。而当双标记荧光探针被分解后，5′端的荧光物质便会游离出来，发出荧光（图 9-4）。当 PCR 反应液中加入荧光探针后，在 PCR 反应的退火过程中，荧光探针便会和模板杂交。进一步在 PCR 反应的延伸过程中，*Taq* DNA 聚合酶的 5′→3′核酸外切酶活性可以分解与模板杂交的荧光探针，游离荧光物质发出荧光。通过检测反应体系中的荧光强度，可以达到检测 PCR 产物扩增量的目的。本实验首先提取细胞总 RNA，然后经反转录酶的作用将 mRNA 反转录成 cDNA，以 β-actin 为内参，通过 Real-time PCR 技术检测脂多糖（LPS）处理对巨噬细胞中 IL-2 mRNA 表达的影响。

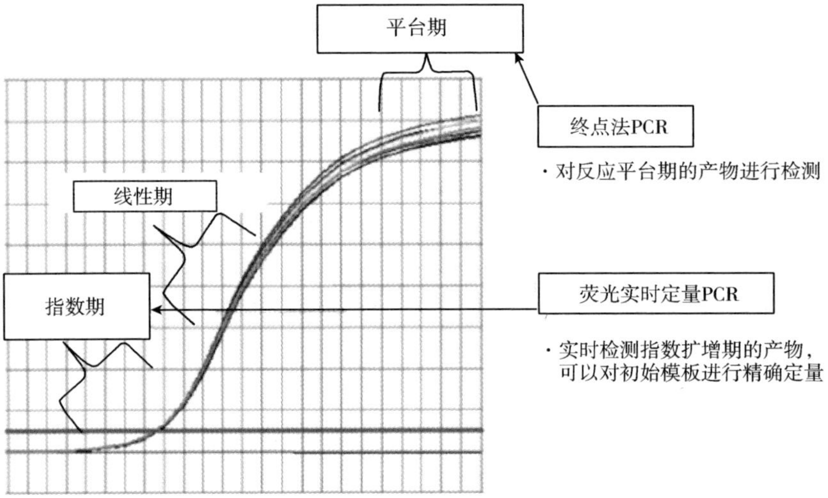

图 9-2　Real-time PCR 与常规 PCR 对比示意图

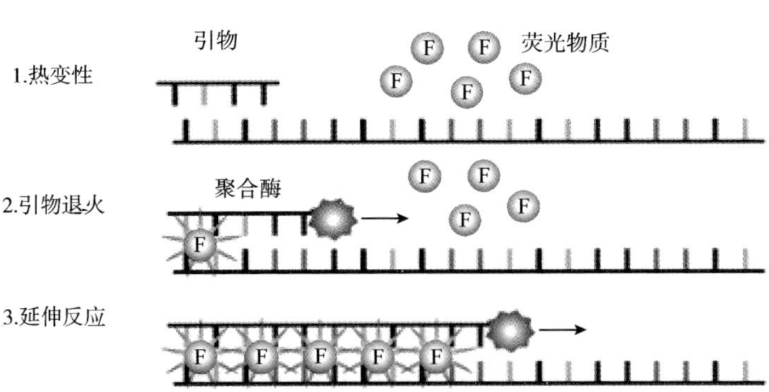

图 9-3　嵌合荧光染料法原理图

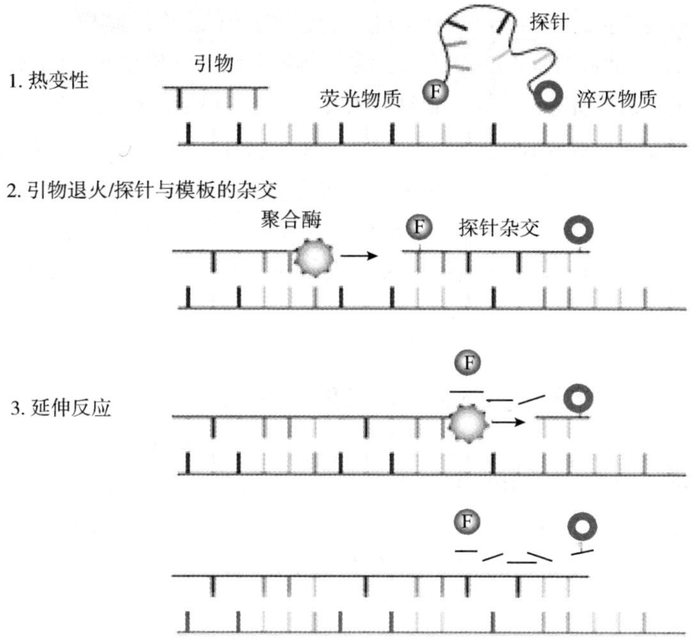

图 9-4　双标记荧光探针法原理图

【实验材料】

（1）试剂：巨噬细胞株 RAW264.7 细胞、脂多糖（LPS）、Trizol、氯仿、异丙醇、乙醇、焦碳酸二乙酯（DEPC）水、dNTPs、RNA 酶抑制剂、反转录酶、Real-time PCR 试剂盒。

（2）器材：超速冷冻离心机、紫外分光光度计、荧光 PCR 仪。

【实验方法】

1. 细胞处理

以不同浓度 LPS 处理 RAW264.7 细胞 24h。

2. 细胞总 RNA 提取

用 Trizol 试剂提取细胞总 RNA，操作步骤如下。

（1）取经过处理的各瓶细胞，弃去培养基，每瓶加入 1ml Trizol，反复吹打混匀，将培养瓶中 Trizol 转移入 1.5ml 离心管中，室温静置 5min。

（2）加入 200μl 氯仿，混匀后剧烈振荡 30s，室温静置 5min。

（3）4℃ 12 000g 离心 15min，样品分层，取上层水相移至另一新 1.5ml 离心管中。

（4）加入 500μl 异丙醇，颠倒混匀后室温静置 10min。

（5）4℃ 12 000*g* 离心 10min，可见白色沉淀附于管底或管侧壁。

（6）弃上清液，75%乙醇（DEPC 水配制）轻轻上下颠倒漂洗沉淀。

（7）4℃ 7500*g* 离心 5min，弃上清液，RNA 沉淀室温干燥 5～10min。

（8）用 30～50μl RNase-free 水回溶沉淀，置于–80℃环境下保存备用。

（9）RNA 纯度及浓度检测：取 2μl RNA 水溶液，加 98μl RNase-free 水混匀，紫外分光光度仪测 A_{260}/A_{280} 值，检测核酸纯度、计算核酸量（$A_{260}/A_{280}>1.7$）。

（10）RNA 的完整性检测：取 10μl RNA 水溶液，用甲醛变性凝胶电泳鉴定 RNA 的完整性。

3. 反转录反应

各样本均取 2μg 总 RNA 合成 cDNA，操作步骤如下。

（1）总 RNA	*X*μl（2μg）
随机引物 Oligo（dT）（0.5μg/μl）	1μl
RNase-free 水	加至总体积 12μl

（2）混匀后于 70℃加热 5min，立即置于冰上。

（3）各管再加入下列试剂：

5×M-MLV buffer	5μl
dNTPs（2.5mmol/L）	4μl
RNA 酶抑制剂（40U/μl）	1μl
反转录酶（M-MLV，200U/μl）	1μl
RNase-free 水	补足总体积 25μl

（4）37℃环境下孵育 1h，之后 70℃加热 10min，以使 M-MLV 失活。

（5）产物于–20℃环境下保存备用。

4. Real-time PCR 反应

（1）引物序列。

IL-2：5′-AACCATAGTACCCAGTTGTCGG-3′（上游）
5′-TCCTAAGCAACGCATATAGACCA-3′（下游）

β-actin：5′-GGCTGTATTCCCCTCCATCG-3′（上游）
5′-CCAGTTGGTAACAATGCCATGT-3′（下游）

（2）样品处理：将反转录的样品稀释 25～100 倍，每个样品同时扩增内参和目的基因，扩增的基因均重复 3 次。

（3）Real-time PCR 反应体系：

2×SuperReal PreMix Plus	10μl
上游引物（10μmol/L）	0.6μl
下游引物（10μmol/L）	0.6μl
cDNA	—
RNase-free ddH_2O	至 20μl

置于冰上进行 Real-time PCR 反应液的配制。将不同的各成分预先混匀后，再分别加入 Real-time PCR 专用的 4 连管中，依次放入荧光 PCR 仪中。

（4）Real-time PCR 反应条件：95℃，15min，预变性；95℃，10s，变性；60℃，20s，退火；72℃ 30s，延伸；共 40 个循环。

5. Real-time PCR 实验结果分析

（1）Real-time PCR 常见参数。

基线（baseline）：通常是 3～15 个循环的荧光信号，在同一个反应中针对不同的基因需单独设置基线（图 9-5）。

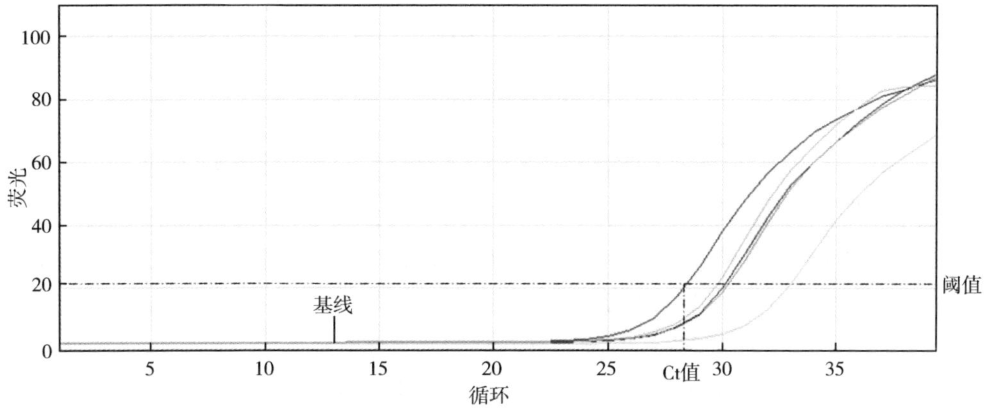

图 9-5　Real-time PCR 扩增曲线

阈值（threshold）：阈值是 PCR3～15 个循环荧光信号的标准差的 10 倍；手动设置是置于指数扩增期，刚好可以清楚地看到荧光信号的明显增强。同一次反应中针对不同的基因可单独设置阈值，但对于同一个基因扩增一定要用同一个阈值（图 9-5）。

Ct 值（cycle threshold，Ct）：即循环阈值，在 PCR 过程中，扩增产物的荧光信号达到设定阈值时所经过扩增的循环次数（图 9-5）。

熔解曲线：根据熔解曲线来判断产物的特异性。扩增反应完成后，通过逐渐增加温度同时监测每一步的荧光信号来产生熔解曲线，随着反应中双链 DNA 变性，荧光染料又恢复到游离状态导致荧光信号降低，用荧光信号改变的负的一次导数与温度做图，在扩增产物的熔解温度上有一特征峰（T_m，DNA 双链解链 50%的温度），用这个特征峰就可以将特异产物与其他产物（如引物二聚体）区分开，因为它们在不同的温度熔解（图 9-6）。

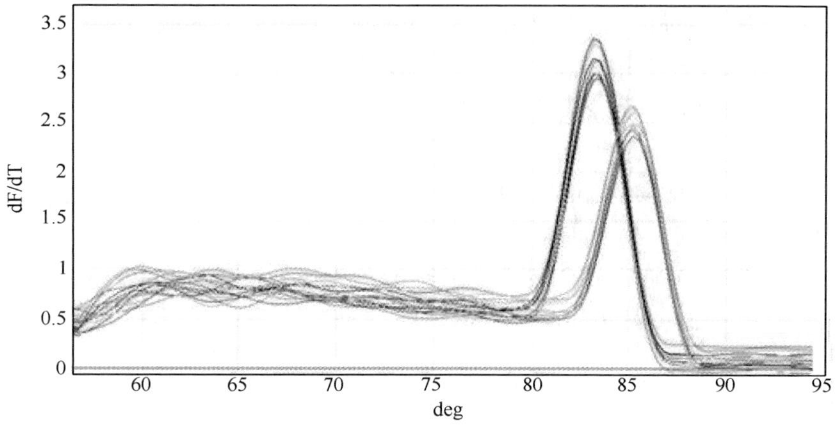

图 9-6　Real-time PCR 溶解曲线

（2）Real-time PCR 相对定量分析：相对定量可以对不同方式处理的两个样本中的基因表达水平进行比较，确定目的基因在实验组中的含量与对照组相比升高或降低的倍数（图 9-7）。其中，对照组为未经过药物处理的对照，或处理时间序列中处理时间为 0h 的样品点。待测组为需要观察药物作用的样品组或处理一定时间后的样品组。无需标准品 DNA，无需建立标准曲线，以待测基因升高或降低的倍数来反映药物或处理方法对待测基因的影响。这种分析方法常通过比较 Ct 值来进行比较样本中的基因表达水平，比较 Ct 是利用目的基因的 Ct 值与内参基因 Ct 值之间的相差来计算基因表达差异，也称之为 $2^{-\triangle\triangle Ct}$。多数荧光定量 PCR 仪自带软件，可自动进行 $2^{-\triangle\triangle Ct}$ 的计算。

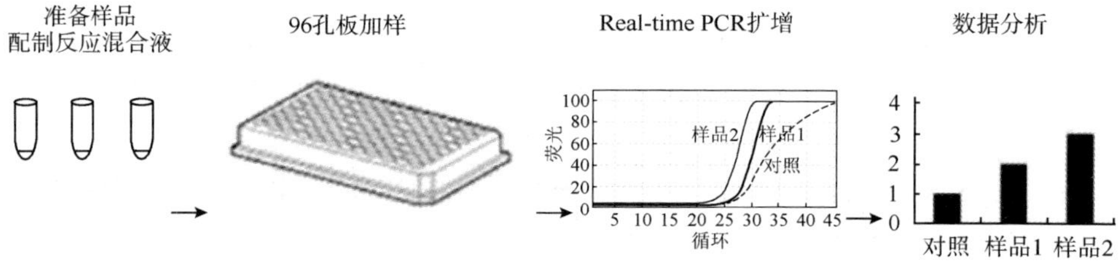

图 9-7　Real-time PCR 相对定量分析

（3）Real-time PCR 绝对定量分析：绝对定量是用一系列已知浓度的标准品制作标准曲线，在相同的条件下目的基因测得的荧光信号量同标准曲线进行比较，从而得到目的基因的量。

①定量原理：

理想的 PCR 反应：$X=X_0\times 2n$

非理想的 PCR 反应：$X=X_0(1+\mathrm{Ex})n$

（*n*：扩增反应的循环次数；*X*：第 *n* 次循环后的产物量；X_0：初始模板量；Ex：扩增效率）

②根据标准品制备标准曲线：模板 DNA 量越多，达到荧光阈值的循环数越少，Ct 值越小。log 浓度与循环数呈线性关系，通过已知起始拷贝数的标准品可以做出标准曲线（图 9-8）。

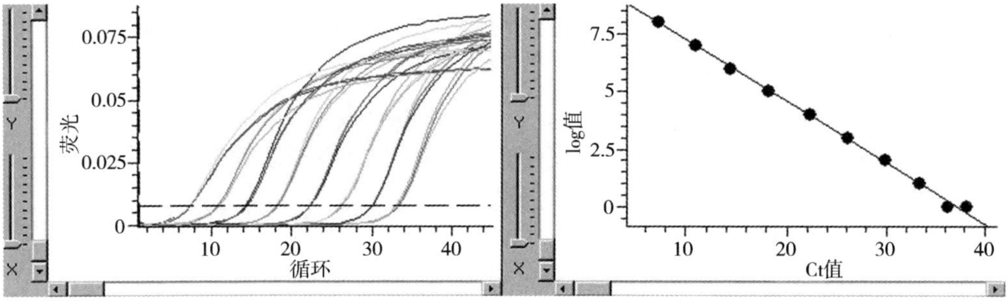

图 9-8　根据标准品制备标准曲线示意图

③绝对定量：确定未知样品的 Ct 值，通过标准曲线由未知样品的 Ct 值推算出其初始量（图 9-9）。

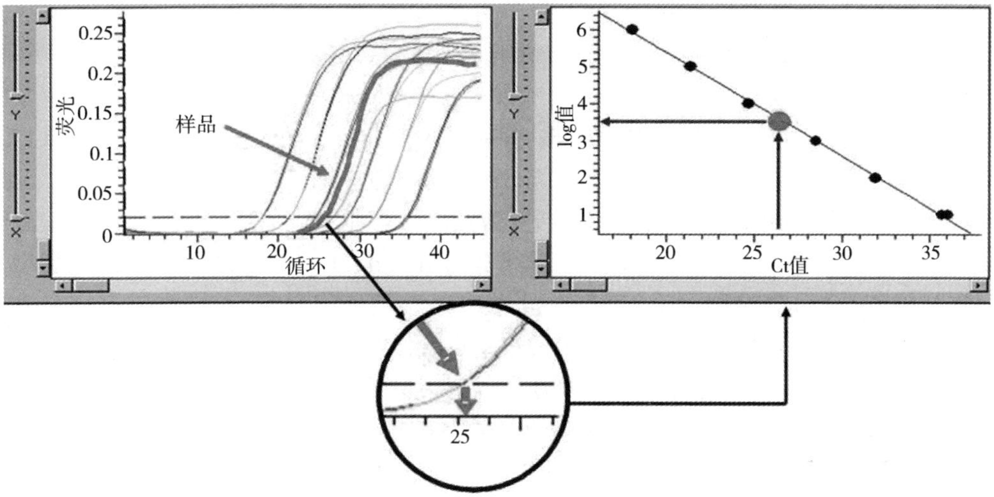

图 9-9　根据标准曲线计算样品的初始量

【注意事项】

1. 提取 RNA 时所有的玻璃器皿均应在使用前于 180℃的高温下干烤 10h 或更长

时间。

2. 提取 RNA 时所用的离心管、微量加样器吸头、玻璃器皿等全部都要用 0.1% DEPC 水浸泡。然后烘干，高压灭菌，再烘干。

3. 有机玻璃的电泳槽等，可先用去污剂洗涤，双蒸水冲洗，乙醇干燥，再浸泡在 3% H_2O_2 于室温下 10min，然后用 0.1% DEPC 水冲洗，晾干。

4. 配制的溶液应尽可能地用 0.1% DEPC，在 37℃处理 12h 以上。然后用高压灭菌除去残留的 DEPC。不能高压灭菌的试剂，应当用 DEPC 处理过的无菌双蒸水配制，然后经 0.22μm 滤膜过滤除菌。

5. 操作人员戴一次性口罩、帽子、手套，实验过程中手套要勤换。

6. 使用 RNA 操作专用实验台，使用前用 75%乙醇擦拭要使用的台面。

7. 空气中飞尘携带的细菌、真菌等微生物，也是污染外源性 RNase 的途径，所以操作过程应在比较洁净的环境中进行。

8. 引物的设计，引物长度在 15～30bp，扩增片段 80～150bp，引物 T_m 最好温度为 55～63℃，引物自身及引物之间不能有连续 4 个碱基的互补。

【思考题】

1. RNA 电泳时，如果 28S、18S RNA 条带不清楚可能是什么原因？

2. Real-time PCR 反应中，为什么要选择一种内参同时扩增，选择内参的原则是什么？

3. 用 Real-time PCR 技术如何对起始模板定量？

实验五　小鼠干扰素诱导的抗病毒活性的检测

干扰素（interferon，IFN）是由灭活的或活的病毒作用于易感细胞后，由易感细胞基因组编码而产生的一组抗病毒物质。其可分为 IFN-α、IFN-β、IFN-γ 三种基本类型，IFN-α、IFN-β 由白细胞和成纤维细胞产生，IFN-γ 主要由活化的 T 细胞产生。干扰素不能直接灭活病毒，而是通过诱导细胞合成抗病毒蛋白发挥效应。测定干扰素抗病毒活性的方法有多种，最常见的是细胞病变抑制法，即正常的细胞经一定稀释度的、同种属干扰素作用后，对一定量的敏感病毒感染的保护程度可以反映干扰素抗病毒的活性。

【实验目的】

掌握细胞病变抑制法检测干扰素抗病毒活性原理及操作方法。

【实验原理】

干扰素具有保护靶细胞免受病毒的攻击作用，因此常用水疱性口炎病毒（vesicular stomatitis virus，VSV）攻击细胞，检测干扰素活性。本实验采用常用 VSV

敏感的细胞即小鼠成纤维细胞 L929，这种细胞为贴壁生长型细胞，受到病毒侵害后将不再贴壁，检测残余贴壁细胞的数量即可反映细胞受病毒侵害的程度，进而推测 IFN 活性的高低。甲紫作为一种染料，可使贴壁生长的活细胞着色，再利用脱色液将细胞摄入的甲紫洗脱入脱色液中，用分光光度计测其吸光度值（A_{540}），再根据标准品保护细胞存活测定的吸光度值，计算出干扰素活性单位。

【实验材料】

（1）试剂：RPMI 1640 培养液、10%胎牛血清、染色液、脱色液、小鼠成纤维细胞（L929）、水疱性口炎病毒（VSV）。

（2）器材：96 孔细胞培养板、离心管、微量移液器、洁净工作台、CO_2 培养箱、酶标仪、生物倒置显微镜。

【实验方法】

（1）L929 细胞传代培养至对数生长期。

（2）水疱性口炎病毒（VSV）的扩增：将 L929 细胞置于 100ml 培养瓶培养，待其形成单层后并去培养液，加入 400TCID50/ml 的病毒（tissue culture infectious doses，TCID），设无病毒对照。并不时地进行观察培养细胞生长情况，待对照瓶细胞生长良好，而含病毒瓶细胞几乎全部发生病变时（24～48h），将病变细胞置于−20℃环境下备用。

（3）TCID50 的测定：TCID50 是使病毒攻击细胞的半数（50%）发生病变的病毒液稀释度的倒数。将 L929 细胞置入 96 孔培养板，每孔 100μl，约含 2.5×10^4 个 L929 细胞。37℃ 5% CO_2 条件下培养 24h，细胞形成单层倾去培养液。加入倍比稀释的 VSV 悬液（100μl/孔），设无病毒的细胞对照孔，每组三个复孔，24h 后观察，以出现 50%细胞病变的病毒稀释度的倒数×10 即为此病毒液的 TCID50/ml 数值。

（4）甲紫检测 IFN 活性：于 96 孔培养板上，每孔加 50μl 倍比稀释的 IFN 标准品及待测上清液（根据实验稀释 1∶10～1∶100 倍），随后各孔加入 L929 细胞悬液 2.5×10^4 个/50μl，同时设细胞对照和病毒对照组，各三个复孔。37℃环境下于 5% CO_2 孵育 24h，弃去上清液，每孔加入 100μl VSV 病毒悬液（200TCID50/ml），细胞对照孔加入 100μl 培养基，培养 24～36h。当病毒对照孔细胞几乎全部发生病变时终止培养，弃去培养液，PBS 洗一次，每孔加入甲紫染液 200μl，置于 37℃环境下 CO_2 孵箱 15min，用自来水洗去残余的染料，每孔加入 200μl 洗脱液，充分振荡，使燃料完全从细胞内脱出。混匀后，在波长 540nm 处测定吸光度，记录测定结果。

【实验结果】

根据 IFN 标准品的 A_{540} 绘制标准曲线，计算出待测样本的 IFN 值。

【注意事项】

1. 微孔板必须严格处理，否则将会影响 L929 细胞的贴壁。
2. 融解后的 VSV 不宜在室温放置较长时间，这样会使病毒失活。

【思考题】

干扰素抗病毒的作用机制是什么?

实验六　趋化实验检测趋化因子的趋化功能

趋化因子（chemokine）主要由白细胞与造血微环境中的基质细胞分泌，可结合在内皮细胞的表面，对中性粒细胞、单核细胞、淋巴细胞、嗜酸粒细胞和嗜碱粒细胞具有趋化和激活作用。趋化因子的趋化作用是炎症发生过程中重要的起始步骤，也是机体防御和清除入侵病原体等异物先天性免疫功能的一个重要方面。

【实验目的】

掌握 Boyden 小室趋化实验的原理和操作方法。

【实验原理】

趋化因子诱导的细胞移动方式分为两类，第一类是化学增活现象，指增强细胞的随机运动，琼脂糖小滴化学动力实验是检测这种活性的比较简易、快速、重复性好的方法。第二类趋化性，指诱导细胞向趋化因子化学浓度高的方向移动，包括琼脂糖中的趋化实验和 Boyden 微孔小室中的趋化实验。Boyden 小室趋化实验是在 Boyden 趋化小室上室内置靶细胞（单核巨噬细胞、中性粒细胞或淋巴细胞等），下室内置趋化因子，中间隔以一定孔径的滤膜，趋化因子通过滤膜形成梯度，细胞则沿着梯度穿过膜孔，黏附在膜的下面，染色并计数滤膜下表面的细胞数即可测出趋化因子的趋化能力。IL-8 是典型的 CXC 家族趋化因子，对嗜中性粒细胞和淋巴细胞有趋化作用，可用 Boyden 小室法，嗜中性粒细胞为指示细胞，来检测 IL-8 趋化因子的趋化功能。IL-8 的趋化作用没有种属特异性，因此，可以用豚鼠嗜中性粒细胞代替人嗜中性粒细胞对其进行趋化功能检测。

【实验材料】

（1）纯化的 IL-8，豚鼠嗜中性粒细胞。

（2）红细胞裂解液：0.17mol/L Tris，0.16mol/L NH_4Cl。将 10ml 0.17mol/L Tris 加至 90ml 0.16mol/L NH_4Cl 中，pH 调至 7.2。

（3）甲醇、异丙醇、苏木精、显微镜、二甲苯等、注射器、离心管、移液器、剪刀、镊子、止血钳、计数板、显微镜和玻璃片。

（4）趋化小室滤膜：混合纤维素酯滤膜。

【实验方法】

1. 趋化因子的准备

将纯化的 IL-8 用 PBS 分别稀释为 1000ng/ml、100ng/ml、10ng/ml、1ng/ml、0.1ng/ml。同时用稀释 IL-8 的 PBS 作阴性对照（样品加入小室前最好放入室温平衡或 37℃培养箱中预温，以免加样时出气泡）。

2. 嗜中性粒细胞的准备

取成年豚鼠 1 只，腹腔注射含 0.17%糖原的生理盐水，13h 后，用 PBS 缓冲液冲洗腹腔，收集腹水，1500r/min，离心 10min，弃上清液。用 3～5ml pH7.2 的 37℃预温的（Tris-NH_4Cl）红细胞溶解液对沉淀进行红细胞裂解，得到纯度可达 97%以上豚鼠嗜中性粒细胞。将嗜中性粒细胞溶在无血清 RPMI1640 中，细胞计数，调整细胞浓度为 5×10^5 个/ml，备用。

3. Boyden 小室趋化实验

（1）取直径 13mm，正中有 5.5μm 小孔的滤纸片，于其上重叠一张滤膜，置 Boyden 趋化小室两室之间，拧紧螺旋塞，压紧滤膜（图 9-10）。

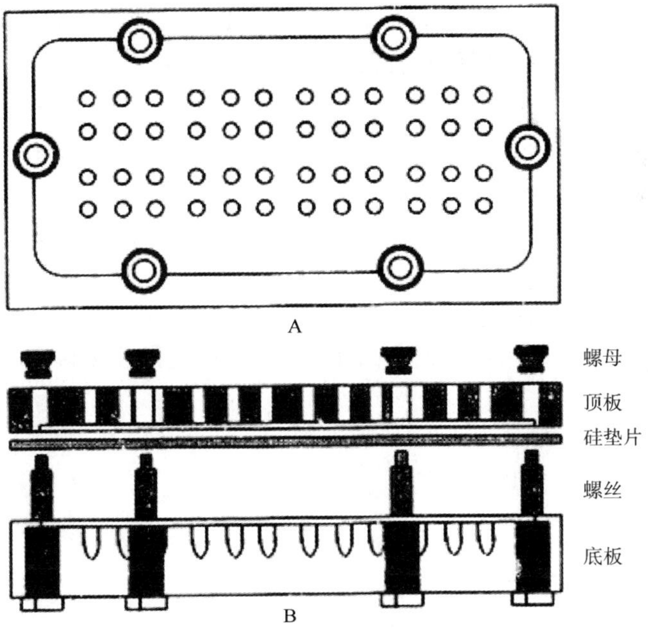

图 9-10　48 孔细胞趋化实验装置

A. 上面观；B. 侧面观，包括聚丙烯顶板、聚焦氧烷密封垫片、聚丙烯底板和固定装置

（2）从外侧孔向下室内注入趋化因子，加满后封闭小孔，于另一趋化室设阴性对照。每个样品 3 个复孔。为防止样品过度蒸发，整个加样过程应不超过 5min。

（3）取 0.3ml 细胞悬液加入上室，然后将趋化小室置湿盒内，于 37ºC 环境下孵育 2h。

（4）孵育结束后用吸水纸吸去上孔的培养液，取下滤膜，固定两侧后在清水中漂洗没有迁移细胞的一面，再用橡皮刷轻轻刷去没有迁移的细胞。

（5）取出滤膜于甲醇中固定 10min，苏木精染色 15min，蒸馏水漂洗后分别于 70%、90%、100%的异丙醇中脱水，每个浓度作用 3～5min。

（6）于二甲苯中透明，透明后滤膜原来向下的一面朝上，贴于洁净的载玻片上，显微镜下观察。

【实验结果】

（1）在高倍镜下进行细胞计数，随意选取 5 个视野，计数细胞个数，然后求每个视野的平均细胞个数。

（2）趋化指数（chemotactic index，CI）的计算：趋化指数(CI)=迁移到待测样品孔细胞数/迁移到对照孔的细胞数。

【注意事项】

1. 向趋化小室下孔中加样品时，上样量要适中，使之能够形成稍微隆起的液面，既能防止气泡形成，又可以防止样品发生交叉污染。

2. 在结果测定时应固定采用一种计算方法，即滤膜下表面计数或滤膜内计数。

3. 不同趋化因子的趋化谱不同，用不同细胞做趋化反应时，应选用不同孔径的滤膜、不同的细胞浓度和不同的趋化时间。

4. 分离纯化嗜中性粒细胞时，要仔细认真，保证细胞活力。

【思考题】

利用 Boyden 小室检测趋化因子趋化功能的原理是什么？

（康　莉　景秀丽）

第十章 临床免疫学实验

临床免疫学部分涵盖的内容较多，包括超敏反应、肿瘤免疫、抗感染免疫、自身免疫性疾病、生殖免疫、移植免疫、免疫缺陷病等。其中超敏反应部分介绍了超敏反应的临床模型制备及检测，包括豚鼠速发型超敏反应动物模型的建立、结核菌素试验和血清总 IgE 检测共三个实验；肿瘤免疫部分介绍了肿瘤标志物在诊断肿瘤中的临床检测；抗感染免疫部分介绍了乙型肝炎病毒五项指标的免疫学检测；自身免疫性疾病部分介绍了抗核抗体的检测；生殖免疫学部分介绍了利用胶体金技术进行早期妊娠的检测。本章涉及了免疫学技术如 ELISA、化学发光免疫分析技术、免疫荧光技术、胶体金斑点层析技术等。通过进行本章实验，使学生熟悉免疫学理论和技术在临床疾病诊断中的应用，并加深对基础免疫学理论的理解。利于学生将基础免疫学的理论和技术灵活运用于临床检测。

实验一　豚鼠速发型超敏反应

速发型超敏反应又称过敏反应（anaphylaxis），主要由特异性 IgE 抗体介导产生，可发生于局部，亦可发生于全身。其主要特征如下：

（1）发生快，消退亦快；

（2）通常引起机体生理功能紊乱，一般不遗留组织损伤；

（3）具有明显个体差异和遗传背景。

【实验目的】

掌握实验性豚鼠速发型超敏反应的原理，熟悉超敏反应的表现。

【实验原理】

经过敏原刺激的动物机体可产生 IgE 类抗体，此抗体可与肥大细胞、嗜碱粒细胞表面的 IgE Fc 受体结合，使机体处于致敏状态。当致敏机体再次接触相同的过敏原时，过敏原迅速与细胞表面 IgE 结合，使肥大细胞、嗜碱粒细胞脱颗粒，释放出具有生物活性作用的物质如组胺、缓激肽等，导致机体发生过敏反应。

【实验材料】

豚鼠、正常马血清、鸡蛋清、无菌注射器、针头、解剖用具。

【实验方法】

（1）取三组豚鼠，以甲、乙、丙编号，其中甲、乙两组经腹腔或皮下注射 1∶10 稀释的马血清 0.1ml。丙组注射 0.1ml 生理盐水作为对照。

（2）经 2～3 周后，甲组豚鼠心脏注射鸡蛋清 1～2ml，乙丙两组豚鼠经心脏注入马血清 1～2ml。注射后密切观察动物状态。

【实验结果】

乙组豚鼠注射马血清后数分钟出现不安，用前爪搔鼻、咳嗽、打喷嚏、耸毛、痉挛、大小便失禁、呼吸困难、站立不稳，最后窒息而死于过敏性休克。将死亡豚鼠解剖时可见肺高度水肿，肠蠕动正常，颜色正常。甲组和丙组豚鼠均不出现过敏症状。

【注意事项】

1. 心脏注射必须准确，应于心跳最明显处进针，感觉有搏动、注射器内有回血后再注入过敏原。

2. 由于动物个体反应性不同，大多数豚鼠发生过敏反应，但有少数豚鼠不出现明显过敏反应症状。

【思考题】

1. 三组豚鼠出现不同症状的原因是什么？

2. 可用几种方法制备速发型超敏反应动物模型?

实验二　血清总 IgE 水平测定

IgE 是介导 I 型超敏反应的主要抗体，测定血清 IgE 水平对诊断 I 型超敏反应性疾病，以及与 IgE 有关的非过敏性疾病有一定的临床意义。血清总 IgE 水平一般用国际单位（IU）或 ng 表示，1IU＝2.4ng，相当于 WHO 标准冻干血清制剂 0.009 28mg 内所含的 IgE 量。正常人群 IgE 水平受环境、种族、遗传、年龄、检测方法及取样标准等因素的影响，以致各家报道的正常值相差甚远。IgE 升高相关的常见疾病有过敏性哮喘、季节性过敏性鼻炎、特应性皮炎、IgE 型多发性骨髓瘤、肺部真菌感染及某些寄生虫感染等。

【实验目的】

掌握用 ELISA 法测定血清总 IgE 的原理，熟悉操作方法。

【实验原理】

血清总 IgE 是针对各种抗原的特异性 IgE 的总和。正常情况下血清 IgE 含量很低，仅在 ng/ml 水平，因此用于测定 IgE 的方法除了需要具备特异性、重复性、准确性和实用性外，更重要的是高灵敏度。

本试验采用双抗体夹心 ELISA 法。用特异性羊抗人 IgE 抗体包被固相载体，加入待检血清，洗涤后再加入酶标羊抗人 IgE 抗体，最后加底物显色。待检样品的吸光度值与样品中 IgE 含量呈正比。

【实验材料】

（1）待检血清。
（2）羊抗人 IgE 抗体。
（3）羊抗人 IgE-HRP 结合物。
（4）IgE 标准参考品（WHO 标准冻干血清制剂标定的 IgE 含量）。
（5）酶底物液 OPD-H_2O_2。
（6）反应终止液 2mol/L H_2SO4。
（7）洗涤液 0.02mol/L、pH7.4、PBS-Tween20。
（8）包被液 0.05mol/L、pH9.6 碳酸盐缓冲液。
（9）酶标反应板、微量加样器、酶标仪、恒温培养箱等。

【实验方法】

（1）包被：将羊抗人 IgE 抗体用包被缓冲液稀释成 10μg/ml，加入到酶标板各孔中，每孔 200μl，加盖置于 4℃环境下保存 24h。次日甩掉孔内液体，用洗涤液洗 3 次，每次 3min。

（2）加样：A 排孔依次加入连续倍比稀释的 IgE 标准参考品 200μl，浓度分别为 200U/ml、100U/ml、50U/ml、25U/ml、12.5U/ml、6.25U/ml、3.13U/ml、1.56U/ml、0.8U/ml、0.4U/ml、0.2U/ml、0.1U/ml、0.05IU/ml；B 排以后加入 1∶10 和 1∶100 的待检血清 200μl，各设两个复孔。同时设阴性、阳性、空白对照。

（3）孵育：加盖置 37℃环境下孵育 2h。同上洗涤，于吸水纸上拍干。

（4）加酶标抗体：加工作浓度的羊抗人 IgE-HRP 结合物，每孔 200μl，加盖置 37℃环境下孵育 2h。同上洗涤，于吸水纸上拍干。

（5）加底物液：每孔加底物液 200μl，37℃环境下孵育 20min。

（6）终止反应：每孔加终止液 50μl。

【实验结果】

在酶标仪上于 492nm 波长测定并记录各孔吸光度值（*A* 值），以 IgE 标准参考品的含量对数值为横坐标，以相应的 *A* 值为纵坐标，在坐标纸上绘制标准曲线。由标准曲线查出样品中 IgE 的相对含量，再乘以稀释倍数，即为待测血清中 IgE 的含量。

正常参考值：男：631±128 IU/ml（31～5535ng/ml）

女：337±60 IU/ml（31～2000ng/ml）

【注意事项】

1. 实验中应设置阴性对照与阳性对照，以控制实验条件；待测样品应做两个复孔，以保证实验结果的准确性。

2. 本试验灵敏度为 0.2IU/ml，线性范围为 3.13～50IU/ml，若待检样本的测定结果不在此范围内，可调整样本的稀释度后再行测定，以求准确结果。

3. 包被用羊抗人 IgE 抗体、待检血清稀释度、羊抗人 IgE-HRP 结合物浓度及孵育时间均可影响测定结果，故需预先选择其最合适条件。

【思考题】

1. 双抗体夹心 ELISA 法测定血清 IgE 时应注意哪些问题？

2. 测定血清总 IgE 有何临床意义？

实验三　结核菌素试验

结核菌素试验是皮肤迟发型超敏反应（skin delayed-hypersensitivity test），是一种由 T 细胞介导的以淋巴细胞和单核-巨噬细胞浸润为主要特征的渗出性炎症。该型超敏反应通常在机体再次接触相应抗原后 24～72h 发生，故又称为迟发型超敏反应（delay type hypersensitivity，DTH）。

【实验目的】

掌握皮肤迟发型超敏反应的原理和方法，熟悉结果判断及其意义。

【实验原理】

结核菌素试验使用旧结核菌素（old tuberculin，OT）或纯蛋白衍生物（purified protein derivative，PPD），它们均为结核杆菌的菌体蛋白成分。如受试者曾感染过结核杆菌或接种过 BCG，体内已致敏的 T 细胞能与注入皮内的 OT 或 PPD 发生特异性结合，于注射后 48～72h 在注射局部会出现阳性反应，个别人皮肤反应过于强烈者可出现水疱或淋巴管炎。据此可判断机体的致敏状态和细胞免疫功能。

【实验材料】

（1）试验对象：患者或学生。

（2）结核菌素试剂 OT：每支 0.2ml，已稀释成 1∶2000，每 0.1ml 相当于 5IU。PPD：每 0.1ml 溶液含 0.1μg 蛋白。

（3）无菌生理盐水、75%乙醇、无菌棉签或棉球。

（4）结核菌素注射器、针头、毫米刻度尺。

【实验方法】

（1）于受试者前臂屈侧下 1/3 处，用 75%酒精棉球消毒受试部位。

（2）用结核菌素注射器抽取 OT 或 PPD 药液，排除注射器内空气后，皮内注入 0.1ml，局部表皮隆起一个白色小包。

（3）注射后 48～72h 观察局部反应，测量红肿、硬结的纵横直径，以硬结为主，并记录结果。

【实验结果】

结果判断标准见表 10-1。

表 10-1　结核菌素试验结果判断标准

局部皮肤反应情况	结果
无明显反应或红肿直径<5mm 且迅速消退	−
有轻度的浸润肿块，直径 5～10mm 者	+
有明显浸润肿块，直径 10～15mm，隆起达 1mm，四周皮肤红肿范围较大	++
有显著浸润肿块，直径>15mm 者，隆起达 2mm，四周皮肤红肿范围更大	+++
有广泛浸润块，皮肤发红，有水疱和坏死现象，甚至出现体温升高	++++

【注意事项】

1. OT 溶液浓度过高或剂量过低均影响试验结果。

2. 判定结果以硬结为准，周围红晕不能计算在内。只有红晕而无硬结，可能是注射部位针刺较深所致，必要时重试。

3. 卡介苗未接种地区阳性以 5mm 为界，接种地区阳性以 10mm 为界。

4. 该试验常用于小儿结核病的诊断，筛选卡介苗接种对象，检测卡介苗接种后的效果，判断机体的细胞免疫功能等。

【思考题】

1. 结核菌素试验的原理是什么？有哪些用途？

2. 结核菌素试验的结果判断应注意哪些问题？

实验四 化学发光免疫分析技术检测肿瘤标志物

化学发光免疫分析技术是将发光分析和免疫反应相结合而建立起来的一种检测微量抗原或抗体的新型标记免疫分析技术。

根据化学发光剂的不同，化学发光免疫分析技术分为直接化学发光技术和间接化学发光技术两种类型。直接化学发光剂在发光免疫分析过程中不需酶的催化作用可直接参与发光反应，它们在化学结构上有产生发光的特有基团，可直接标记抗原或抗体。该类化学发光剂有吖啶酯和电化学发光剂三联吡啶钌。间接化学发光剂主要是酶促反应发光剂，是指利用标记酶的催化作用而发光的发光剂。该类化学发光剂有辣根过氧化物酶、鲁米诺、碱性磷酸酶和 3-(2′-螺旋金刚烷)-4-甲氧基-4-(3′-磷酰氧基)苯基-1, 2-二氧杂环丁烷，即 AMPPD。

【实验目的】

熟悉化学发光免疫分析技术检测癌胚抗原 CEA 的原理和方法。

【实验原理】

双抗体夹心法检测血清中癌胚抗原（carcino-embryonic antigen，CEA）的含量。在化学发光微孔板上包被 CEA 单克隆抗体，在微孔板各孔内分别加入标准品和血清样品后，再加入酶标记的 CEA 单克隆抗体，则血清样品中的 CEA 将会与之形成固相抗体-待测抗原-酶标记抗体的复合物。洗去未结合的酶结合物后，加入化学发光底物，其发光强度与 CEA 含量呈正比。根据不同浓度标准品与其发光强度的关系建立标准曲线，根据待测血清的发光强度得出 CEA 的含量。

【实验材料】

（1）试剂：待检血清、48 孔包被板、酶标记抗体、发光底物 A 和 B、不同浓度的标准品，分别为 5ng/ml、10ng/ml、20ng/ml、40ng/ml、80ng/ml 和 160ng/ml。

（2）仪器：微量振荡器、水浴箱、化学发光分析仪。

【实验方法】

（1）实验前将所有试剂及样品恢复至室温 18～25℃。

（2）取出包被孔，编号。每孔各加入 20μl 标准品、待检血清。

（3）每孔加入酶结合物 100μl，在微量振荡器上振荡 30s，然后置于 37℃环境下孵育 60min。

（4）弃去孔内液体，在吸水纸上拍干，用蒸馏水洗涤 5 次。

（5）将发光底物 A 和 B 液等比例混合至本次试验所需体积，每孔加入混合后的底物 100μl，于室温下反应 5min。

（6）用化学发光仪检测发光强度。

【实验结果】

本试剂盒采用线性回归拟和方式，即以标准品浓度的对数值为横坐标，以标准品发光强度的对数值为纵坐标，建立标准曲线，进行计算。

正常参考值：CEA 含量小于 10ng/ml 为正常；10～20ng/ml 为可疑；大于 20ng/ml 为阳性。

【注意事项】

1. 包被条打开后，应将剩余包被条用不干胶封膜覆盖，防止受潮。
2. 加样枪头不可混用，严格控制反应温度与时间。
3. 孔内样品需轻轻振荡，不能有气泡。
4. 洗涤要彻底，每次洗涤应彻底甩干，并应注满各孔，不能有气泡。

【思考题】

化学发光法检测 CEA 的原理是什么？

实验五　酶联免疫吸附试验检测乙肝五项指标

酶免疫标记技术是将酶的高效催化性与抗体抗原反应的特异性相结合建立的一种免疫标记技术，该技术利用酶对底物的显色反应对抗原或抗体进行定位、定性或定量分析。可用于病毒、细菌、寄生虫，肿瘤标志物及激素的检测等。

【实验目的】

熟悉酶联免疫吸附试验检测乙肝五项指标的原理和方法。

【实验原理】

乙肝五项指标包括乙型肝炎病毒表面抗原（HBsAg）、乙型肝炎病毒表面抗体（抗-HBs）、乙型肝炎病毒 e 抗原（HBeAg）、乙型肝炎病毒 e 抗体（抗-HBe）和乙型肝炎病毒核心抗体（抗-HBc）。不同的指标采用不同的 ELISA 检测方法。

双抗体夹心法由纯化的抗-HBs（抗-HBe）单克隆抗体包被的微孔板和酶标记抗-HBs（抗-HBe）及其他试剂配套组成，检测人血清或血浆中的 HBsAg（HBeAg），反应颜色的深浅与待测 HBsAg（HBeAg）含量呈正比。

双抗原夹心法由纯化的 HBsAg 包被的微孔板和酶标记 HBsAg 及其他试剂配套

组成，检测人血清或血浆中的抗-HBs，反应颜色的深浅与待测抗-HBs 含量呈正比。

竞争抑制法可检测抗-HBc 和抗-HBe。检测抗-HBc 是由纯化的基因重组 HBcAg 包被的微孔板和酶标记抗-HBc 及其他试剂配套组成，反应颜色的深浅与待测抗-HBc 含量呈反比。检测抗-HBe 是由纯化的 e 抗原的单克隆抗体包被的微孔板、HBeAg 和酶标记抗-HBe 及其他试剂配套组成，反应颜色的深浅与待测抗-HBe 含量呈反比。

【实验材料】

（1）实验试剂：待检血清、48 孔包被板、酶标记抗体或抗原、底物 A 和 B。

（2）实验仪器：微量振荡器、水浴箱、酶免疫分析仪。

【实验方法】

（1）打开试剂盒，用蒸馏水将洗涤液稀释 20 倍成洗涤工作液，充分混匀后备用。

（2）取出包被板，做好标记，按表 10-2 加样。

表 10-2　加样操作表

孔别/编号	空白孔	阳性对照孔	阴性对照孔	待测样品孔
阳性对照	—	50μl	—	—
阴性对照	—	—	50μl	—
检测抗-HBe 时，加 HBeAg	—	50μl	50μl	50μl
待测样品	—	—	—	50μl
酶结合物	—	50μl	50μl	50μl

（3）振荡摇匀，于 37℃环境下温育 30min。

（4）弃去各孔内液体，拍干，用洗涤液注满各孔，防止串流，停留 5～10s 后甩去拍干，反复洗涤 6 次，每次均拍干。

（5）显色，每孔加底物液 50μl，随即各加入显色剂 50μl，振荡混匀，置 37℃环境下显色 10min。

（6）终止，每孔加终止液 50μl，振荡混匀，立即测试结果。

（7）以空白孔调零，在 450nm 波长处用酶标仪测定各孔的 OD 值。

【实验结果】

双抗体（原）夹心法：CUT OFF 值=2.1×阴性对照孔平均 OD 值（阴性对照孔 OD 值小于 0.05 时，应按 0.05 计算）。如果待测样品的 OD 值≥CUT OFF 值，判为阳性，否则为阴性。

竞争抑制法：CUT OFF 值=(阴性对照孔 OD 值+阳性对照孔 OD 值)/2。如果待测样品的 OD 值≥CUT OFF 值，判为阴性，否则为阳性。

【注意事项】

1. 试剂盒自冰箱中取出后应置室温平衡 30min 以上，严格控制反应温度和时间。
2. 待测标本为血清或血浆，无溶血无污染，勿用 NaN_3 防腐。
3. 手工洗板时应避免孔内液体外溢，以防止相邻孔相互污染而造成假阳性。
4. 实验废弃物应按传染性样品处理，使用后的剩余试剂应及时放回 2～8℃环境下保存，包被条需放入有干燥剂的密封袋中保存。

【思考题】

检测抗原和抗体为什么选用不同的方法？

实验六 免疫荧光技术检测抗核抗体

免疫荧光技术（immunofluorescence technique）是将抗原抗体反应的特异性与荧光技术的敏感性相结合而建立的一种免疫标记技术，是免疫标记技术中发展最早的一种。

一般以荧光素标记抗体作为标准试剂，用于检测未知的抗原或抗体，通过荧光显微镜或荧光检测仪检测抗原抗体复合物中的荧光强度，从而对标本中的抗原或抗体进行定性、定位或定量测定。目前用于标记的荧光素主要有异硫氰酸荧光素（fluorescein isothiocyanate，FITC）和藻红蛋白（phycoerythrin，PE）等，在激发光的作用下，前者发出黄绿色荧光，后者发出红色荧光。根据荧光素标记物质的不同，可分为直接法和间接法两种。

直接法是将荧光素标记的已知抗体直接进行细胞染色或组织染色测定未知抗原，用荧光显微镜或流式细胞仪进行观察及测定。本法检测不同抗原时需要不同的特异性荧光素标记抗体，价格昂贵。

间接法是先将抗体与抗原结合，再与荧光素标记的二抗反应，用荧光显微镜或流式细胞仪进行观察及测定，此法既可检测抗原又可检测抗体。优点是灵敏度较高，一种荧光素标记抗体可用于多种不同抗原的检测。缺点是由于参加反应的因素较多，受干扰的可能性也较大，判定结果有时较难。

【实验目的】

熟悉间接免疫荧光法检测抗核抗体的原理和方法。

【实验原理】

本实验采用间接免疫荧光法检测人血清中的抗核抗体（antinuclear antibody，ANA）。间接免疫荧光法是利用荧光素标记的第二抗体检测未知抗原或未知抗体的方法。患者血清中的 ANA 能与各种种系的细胞核抗原发生特异性结合，该抗体再与荧光标记的抗人 IgG 结合，在荧光显微镜下，若观察到细胞核显示的特异性荧光模式，则提示血清中有 ANA 的存在。

【实验材料】

（1）实验试剂：生物载片、荧光素标记的羊抗人 IgG、待检血清、阳性对照血清即抗核抗体阳性、阴性对照血清即抗核抗体阴性、磷酸盐缓冲液（PBS），pH7.2、Tween-20、封片介质和盖玻片。

（2）实验仪器：荧光显微镜。

【实验方法】

（1）加样：将加样板放在泡沫板上，将稀释后的待测血清 25μl 加至加样板的每一反应区上，应避免产生气泡。

（2）温育：将生物载片有生物薄片的一面朝下，盖在加样板的凹槽里，反应立即开始。应确保每一样本均与生物薄片接触且样本间互不接触。18～25℃环境下温育 30min。

（3）冲洗：用盛于烧杯内的 PBS 吐温缓冲液冲洗载片 1s，然后立即将生物载片浸入装有 PBS 吐温缓冲液的烧杯中，至少浸泡 5min。

（4）加样：将 20μl 异硫氰酸荧光素（FITC）标记的抗人 IgG 加至洁净加样板的反应区上，FITC 标记的抗人 IgG 使用前需混匀。

（5）温育：从洗杯中取出生物载片，在 5s 内用吸水纸擦去背面和边缘的水分后，立即盖在加样板的凹槽里。18～25℃环境下温育 30min。

（6）冲洗：用盛于烧杯内的 PBS 吐温缓冲液冲洗载片 1s，然后立即将生物载片浸入装有 PBS 吐温缓冲液的烧杯中，浸泡至少 5min。

（7）封片：将盖玻片直接放在泡沫板的凹槽里。滴加封片介质至盖玻片：每一反应区约 10μl。从洗杯中取出生物载片，用吸水纸擦去水分后，将生物载片有生物薄片的一面朝下放在已准备好的盖玻片上，立即检查盖玻片是否已嵌入到载片的凹槽里。如有必要，可轻轻调整盖玻片的位置。

【实验结果】

抗核抗体阳性细胞核显示特异性的荧光模式。

【注意事项】

1. 相同批号的试剂盒中各试剂可互换，但不同批号的试剂不可混用。
2. 试剂开封后于 2～8℃环境下保存，在没有污染的情况下可稳定至有效期。

【思考题】

抗核抗体阳性的临床意义是什么？

实验七 胶体金斑点层析技术检测早期妊娠

受精卵着床一周后，孕妇的尿液中就可出现绒毛膜促性腺激素（human chorionic gonadotrophin，HCG），通过检测尿液中 HCG 可以对早期妊娠进行初步筛查。

【实验目的】

掌握胶体金标记技术检测早期妊娠的基本原理和方法。

【实验原理】

胶体金斑点层析技术首先将鼠抗人 HCG 单克隆抗体-胶体金复合物松弛地附着在试纸下端，抗人 HCG 单克隆抗体和抗鼠 IgG 抗体分别固化于硝酸纤维膜的测试区和阳性参照区。当试纸条下端侵入液体标本中，尿液通过毛细管作用上行，使免疫金复合物复溶，并带动其向测试区和阳性参照区渗移。若标本中含有 HCG，可与抗 HCG 单抗-胶体金复合物结合，此抗原-抗体复合物流经测试区时即被该处抗 HCG 单抗所获，形成双抗体夹心复合物，在膜上显示清晰紫红色线条。过剩的免疫金复合物继续前行，至阳性参照区与固相抗小鼠 IgG 结合，呈现紫红色质控线条，即无论尿液中有无 HCG，在阳性参照区均应出现清晰紫红色条带。

【实验材料】

（1）待测尿液。
（2）胶体金早孕检测试纸。

【实验方法】

（1）将胶体金早孕检测试纸条有箭头的一端插入尿液中。
（2）约 5s 后取出检测试纸平放，并在 5min 后观察结果，试纸条插入深度不可超过标志线。

【实验结果】

结果判定见图 10-1。
（1）阳性：测试纸条上下两端先后出现紫红色反应线。
（2）弱阳性：测试纸条检测线颜色浅于对照线。
（3）阴性：测试纸条仅在阳性参照处有一条紫红色对照线。

（4）无效：测试纸条上阳性参照处无紫红色反应线出现，表明试验失败或测试纸条失效。

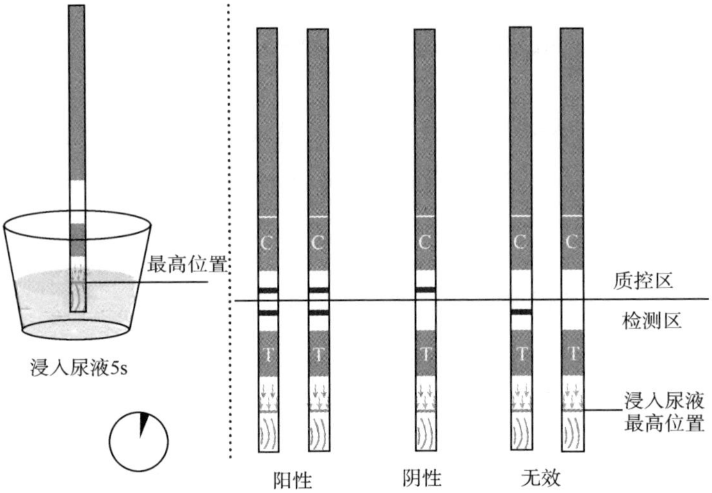

图 10-1　胶体金早孕检测试纸结果示意图

【注意事项】

1. 试纸条暂时不用应放在 4℃环境下保存，以免抗体失效；从冰箱刚取出的试纸条应平衡至室温，然后打开密封，可避免反应线模糊不清。

2. 妊娠试验可作为鉴别诊断的参考依据。异位妊娠时，HCG 的水平低于正常妊娠，而其他急腹症 HCG 检查阴性；不完全流产者宫内尚有胎盘组织残存物时，妊娠试验可呈阳性，而完全流产时早孕试纸可由阳性转为阴性。

【思考题】

胶体金标记技术的优点及缺点是什么？

（田兆菊　邴爱英）

第十一章 设计性实验

设计性实验是指给定实验目的、要求和实验条件，由学生在教师的指导下查阅资料、设计实验方案、完成实验，并撰写相应设计性实验论文报告，使学生得到科学研究的初步训练。作为新的实验教学手段，设计性实验在学生独立运用知识、创新精神和实践能力培养方面起着重要的作用。

传统的医学免疫学实验教学以验证性、演示性和示范性实验为主，培养学生创新能力的探索性、设计性的实验较少。而设计性实验是一种开放性实验，其基本过程与科学研究过程是基本一致的。通过设计性实验，可使学生初步掌握生物医学研究的基本程序和方法，进一步激发学生探索未知世界的兴趣，锻炼学生理论联系实际的能力，培养学生独立解决实际问题的能力、创新能力、组织管理能力和科研能力。

一、设计性实验的选题、设计与实施

选题是科研的第一步，也是科研工作中战略性的决策。选题充分体现了研究者的科学思维、学术水平、实验能力及其预期目的。选题是贯穿科研全过程的主线，各环节工作都是围绕这条主线运行。所以选题是科研的成败与成果大小的决定因素。

（一）选题的原则

1. 实用性原则

是指选题具有明确的理论意义和实践意义。选题的方向必须从社会发展的需要出发，尽量选择在医药卫生保健事业中有重要意义或迫切需要解决的关键问题。选题时，同时应根据个人科学研究背景、专长、工作基础与单位条件。

2. 创新性原则

创新是科研的生命线。缺乏创新性，就会失去科研立题的前提。创新性是科研的灵魂。衡量课题的先进性，主要考核它的创新性如何。选题的创新性来源于以下几点：

（1）所选的课题是前人或他人尚未涉足的；

（2）以往虽有人对某一课题作过研究，但现在提出新问题、新试验依据及新的理论，促使该课题有新的发展、补充或修正。由此可见，充分地复习有关专业文献，及时掌握国内外发展动态，这对保证选题的创新性是十分重要的。

3. 科学性原则

选题的科学性是指选题的依据与设计理论是科学的。以事实为依据，从实际出发，实事求是；选题不能与已确认的基本科学规律和理论相矛盾；能充分反映出研究者思路的清晰度与深刻性。选题应尽可能具体、明确。选题成功与否，主要取决于设计的科学性，其中包括专业设计和统计设计。在专业设计时，被试因素、受试对象与效应指标的选择，应当尽量做到技术路线清楚，设计科学严谨，研究方案具体，实验步骤合理，实验方法和设备先进。在统计学设计时，应当正确选用实验设计或调查设计类型。

4. 可行性原则

可行性即指具备完成和实施课题的条件。为达到科研选题的可行性，必须做到：与申请课题有关的研究工作已有一定的前期工作积累；具备完成课题的客观条件，如研究手段、动物供应、临床病例、研究时间、协作条件等。

（二）实验设计

实验设计是对选题制定具体的研究计划和方案，形成文字材料，与一般的实验报告有所不同，要求按照正式科研申请标书的格式内容撰写。

1. 题目

即课题名称，是对课题内容的高度概括，题目要求具体、简明、确切，既引人关注，又一目了然。与研究内容对应，应具一定的新意和吸引力，起“画龙点睛”作用，应“就事论事”，不要夸张或扩大。

2. 摘要

简明扼要地概括本项目的立题依据、研究内容及科学意义，充分反映本项目的创新点，如“……是……领域的……问题，用……方法（手段）进行……研究，探索/证明……问题，对阐明……机制/揭示……规律有重要意义，为……奠定基础/提供……思路”。

3. 研究背景与立题依据

简单介绍与选题有关的国内外研究现状与存在的问题。提出课题拟解决的问题，研究目的及意义，要突出本研究拟解决的关键问题和本研究的特色和意义。

4. 研究目标与研究内容

明确自己的研究目标，要与研究内容和题目相呼应，如“探索……问题，明确……关系，揭示……规律，阐明……原理（机制），建立……方法”等。研究内容要适当，确保研究周期内完成；与目标相辅相成，为研究目标服务。

5. 研究方案与技术路线

研究方案是指制定具体的方案，包括实验对象、实验分组、重要的研究环节和主要观察指标，以及统计学处理方法。技术路线即总的实验设计，要能反映研究思路和研究过程，可用图示。研究方法是以研究项目的需求为前提，尽量采用简便、可行的方法和手段，并将其操作步骤和关键环节体现在技术路线当中。成熟的方法简要介绍，新方法要详细介绍其原理。

6. 进度安排与预期结果

按照计划可能完成的实验内容和预期结果，制订出研究进度计划。

7. 可行性分析

主要是对采用的技术路线和方法是否在研究中确实可行作出足够的说明。

8. 参考文献

参考文献 5 篇左右，一般不要超过 10 篇，最好多引用近 3～5 年的文献。个别经典文献可以不用考虑年代的限制。注意参考国内相关专业知名专家的论著，且要仔细校对，不能有误。

以上是主要的实验设计步骤。各种课题涉及的方法技术、关键问题各不相同，只有通过自己设计实验，在教师指导下才能逐步体会。学生可以在教师的指导下，先查阅文献，撰写文献综述，再在以上的背景知识基础上完成实验设计。

（三）设计性实验的组织实施

1. 布置设计性实验

设计性实验需要在教师的精心组织下进行。首先由教师在学生完成了基本免疫学基础知识之后，以专题讲座的形式介绍实验设计的目的和意义，讲解如何选题、如何查阅文献、实验设计的内容和步骤、注意事项、实验设计书的书写格式及如何进行答辩。教师在布置设计性实验任务时，要向学生介绍本实验室和本校可以利用的实验室现有条件，包括设备、仪器、试剂、药品、动物等。可以由指导教师出题目、给方案、给实验目的、要求和实验条件，由学生自己拟定步骤、自己选定仪器设备、自己绘制图表等。更进一步的设计性实验则是在指导教师出题后，全部由学生自己组织实验，甚至可以让学生自己选题、自己设计，以最大限度发挥学生学习的主动性。

2. 学生查阅文献，设计课题

学生可根据教师的安排和要求，由 4～5 名学生组成一个实验小组，利用 2～3 周时间，查阅文献，确定选题。为便于组织和实施，学生可根据教师所指定的选题范围和提供的实验条件进行灵活选题，设计实验方案，制作开题报告。

3. 开题报告

学生在完成课题实验方案的设计后，按照指定时间通过学校网络教学平台提交实验设计计划书给教师，然后做好开题报告的准备：电子幻灯片的制作（采用 Powerpoint）、确定主要发言者（报告人）、答辩者、记录者等，让组内每个成员都有锻炼的机会。辅导教师则通过认真阅读学生提交的实验设计方案，提出疑问、建议和修改意见。

开题报告安排一个单元时间（3～4 学时），由班长或学习委员主持。每个课题组向全班同学做开题报告，包括设计性实验的题目、立题依据、实验目的和意义、实验内容、技术路线和方法、实验仪器、试剂和动物、预期结果、创新性和可行性及可能存在的问题和解决办法，时间为 15～20min。在此过程中，学生要畅所欲言，展开讨论，敢于提出自己的见解和疑问。最后，由辅导教师汇总大家的意见，对每个课题设计方案进行点评，提出修改意见。课题组根据同学和教师的意见，进一步修改和完善设计方案，并上报给辅导教师及准备室。

4. 指导学生进行实验

（1）实验准备：实验准备工作包括前期的知识储备、文献储备、试剂材料准备、方法准备等。有可能的话，对于课题实验中的关键性技术进行预实验，以确定实验条件和预期结果。

（2）合理安排实验内容和进度：学生在教师的指导下完成实验内容。实验过程中，要继续学习文献，引导学生边做边思考。要学会比较，不要盲从。

（3）实验记录：实验记录真实详尽，并注意保存好原始数据。

实验时，由学生进行实验操作，教师主要在关键环节上给予指导和把关。各小组分享实验成功与失败原因、收获与体会、意见与建议等。在此基础上，各小组完善设计性实验报告，供指导教师评阅。要充分利用周末、晚上和寒暑假的时间。

（四）实验论文的撰写

设计性实验论文的撰写与一般的实验报告有所不同，要求按照正式论文格式撰写。

1. 题目

是对论文内容的高度概括。要求具体、简明、确切、醒目，反映研究课题的主要特点。题目的构成一般包含研究对象、处理因素（自变量）、试验效应（因变量）、变化特点等，字数最好控制在 25 字以内，如“枸杞多糖对小鼠巨噬细胞 IL-12 和 TLR 表达的影响”。

2. 作者与单位（班级）

按照贡献大小进行排名，并注明具体分工和指导教师姓名。

3. 摘要和关键词

摘要是对论文主要内容和观点的简要介绍，包括目的、方法、结果和结论四部分，字数以 300 字以内为宜。关键词又称主题词或索引词，一篇论文一般选用 2～5 个关键词，能反映论文的主要内容及特点。其作用主要是供索引工作者进行编辑，为方便读者利用各种检索工具检索感兴趣的论著（论文）。

4. 引言（前言）

引言是论文正文的开场白，有两个重要作用，一是引起读者对本论文的兴趣；

二是为读者提供理解本论文所需的背景资料。简要介绍论文相关领域的研究概况、立论依据、研究思路、研究意义。

5. 材料与方法

包括实验对象、实验材料、实验分组、实验模型、实验流程及方法、数据处理等内容。是论文的基础，也是判断论文的科学性、先进性的主要依据，该部分要尽量详细，能让别人重复你所用的方法。

6. 结果

是论文的核心内容，提供所采用各种方法相应的实验结果。结果分为文字描述和图表两个方面。每个结果用一个小标题概括，图表需要有适当的注释说明。写结果一定要用实事求是的科学态度，客观反映研究结果。

7. 讨论

是对实验研究成果（各种发现、数据和现象）的科学解释和评价，是把实验结果上升到理论高度，也是论文中最难写的部分。讨论部分应包括对实验结果的理论解释，如所得实验结果的内在联系、规律和意义；解释意外的发现和价值；指出创新点和与他人结果的不同之处；实事求是地对本实验中地缺点、疑点和局限性等加以分析和解释；提出有待解决的问题和今后的研究方向等。

8. 参考文献

列出论文设计实施与总结过程中曾经参考的主要文献或书籍。既反映作者的研究设计有科学依据，又显示作者严谨的科研素养。一般书写格式如下：

专著类文献：编著者．书名（全名）．版次（第一版略）．出版地：出版者，出版年份．起迄页码。

例如，曹雪涛．医学免疫学．第 6 版．北京：人民卫生出版社，2013．161-169.

刊物类文献：作者（列出全部作者）．文题．刊物名称，年份，卷或年（期）：文章的起讫页码。

例如，Weilin Chen，Chaofeng Han，Bin Xie，Xiang Hu，Qian Yu，Liyun Shi，Qingqing Wang，Dongling Li，Jianli Wang，Pan Zheng，Yang Liu，Xuetao Cao.Induction of Siglec-G by RNA Viruses Inhibits the Innate Immune Response by Pro moting RIG-I Degradation．Cell，2013，152（3）：467-478.

二、参 考 范 例

中药制剂淫羊藿苷抗肿瘤机制的研究

【研究背景】

恶性肿瘤是严重威胁人类生命和健康的重大疾病。目前，恶性肿瘤的治疗以综合治疗为主，化学疗法在综合治疗中具有非常重要的地位。无论在术前还是术后，化疗都被广泛应用。然而，随着化疗药物的应用，化疗药物不良反应严重影响了肿瘤患者的生存质量，并极大地限制了化疗药物的使用。中药具有整体调控和多因素调节的优势，中药及其提取成分的抗肿瘤作用日益受到人们的重视，从中药中开发研制新型抗癌药符合我国中药创新的国策。运用中西医结合的方法治疗肿瘤在临床上取得了良好的效果。祖国医学中很多中药及中药复方与化疗联合应用，可起到既能杀伤肿瘤细胞，又能维持机体较好的免疫状态，减轻化疗的不良反应达到增效减毒的目的。

淫羊藿别名仙灵脾，为小檗科多年生草本植物淫羊藿、箭叶淫羊藿等的地上部分，历代均记载其有补益之功。现代研究表明，淫羊藿含有黄酮、木脂素、生物碱和多糖等化学成分。黄酮类成分主要是淫羊藿苷和金丝桃苷。

以往实验证明淫羊藿可以通过抑制肿瘤细胞增殖、诱导凋亡、调节免疫、抑制端粒酶活性、清除自由基等发挥抗肿瘤作用，具有多靶点、多环节的特点，有较好的应用前景。但目前对其作用机制的研究仍存在不足，进一步探讨其作用的具体环节，对其临床的广泛应用具有重要的意义。

【研究目标】

（1）通过本设计性实验，观察中药制剂淫羊藿苷抗肿瘤效应，从而阐明其作用机制和用途。

（2）通过本设计性实验，进一步了解和掌握科学研究的基本思路和基本过程，并通过实施，提高对科研的认识和兴趣，熟练掌握免疫学实验常用技术和仪器设备的使用。

（3）通过本设计性实验，熟悉和了解研究肿瘤免疫的常见内容和技术方法。

【实验材料】

（1）试剂：淫羊藿苷（Icarrin，ICA），从朝鲜淫羊藿中提取的中药单体，纯度达到96%以上。

（2）实验动物：C57BL/6 小鼠，8～12 周龄。

（3）细胞株：人肝癌细胞系 HepG2，小鼠肝癌细胞系 H22。

（4）小鼠体内荷移植瘤模型：肝癌细胞株 H22 接种 C57BL/6 小鼠。

【实验方法、内容及技术路线】

1. 体内实验

（1）H22 移植瘤模型的制备：抽取荷 H22 鼠腹水数毫升，混匀，计数，调细胞数为 4.0×10^7 个/ml，每只 C57BL/6 小鼠右腋皮下接种 0.2ml。

（2）实验分组：正常对照组、荷瘤组、环磷酰胺阳性对照组、ICA 高剂量组 9mg/ml、中剂量组 4.5mg/ml、低剂量组 2.25mg/ml，每组 10～11 只小鼠。

（3）计算抑瘤率：

抑瘤率(%)=(荷瘤组瘤重–治疗组瘤重)/荷瘤组瘤重×100%

（4）AnnexinV/PI 双染法检测肿瘤细胞凋亡。

（5）生物学指标观察：体重、生存期、肿瘤组织病理学观察。

（6）小鼠血清细胞因子检测：如 TNF-a、IL-10、IFN-γ、TGF-β。

2. 体外实验

（1）MTT 法检测 ICA 对 HepG2 细胞增殖的影响。

（2）实验分组：正常细胞组、ICA 组、5-FU625g/ml 阳性药物对照组。

（3）MTT 法观察 CD3AK 细胞对 ICA 处理后 HepG2 细胞的杀伤活性。

（4）CD3AK 细胞的诱导：常规分离人外周血单个核细胞，加入 rhIL-2 100U/ml，CD3McAb 0.1μg/ml，置 37℃环境下、5% CO_2 孵箱诱导 CD3AK 细胞，孵育 5 天后备用。

【预期结果分析】

（1）证实淫羊藿苷抑制小鼠体内移植肿瘤的生长。

（2）证实淫羊藿苷体外抑制肿瘤细胞的增殖，并促进活化的人外周血杀伤细胞对肿瘤细胞的杀伤作用，为其用于抗肿瘤治疗提供实验依据。

【可行性分析】

中药制剂淫羊藿苷的抗肿瘤作用已有报道。本实验设计方案合理；分组、对照完备；体内和体外实验兼有；技术方法和路线可行。学生通过免疫学基础实验和理论的学习，已掌握免疫细胞、免疫分子的检测技术，具有可操作性；实验所需药品、试剂及动物均较易获得，具备开展实验的条件。

（宋文刚 焦 贺）

主要参考文献

胡四海，曾铁兵. 2010. 医学免疫学实验. 北京：科学出版社.

科利根，比勒，马古利斯，等. 2009. 精编免疫学实验指南. 曹雪涛，李楠，郭振红，等译. 北京：科学出版社.

宋文刚. 2010. 免疫学实验教材. 北京：北京大学医学出版社.

司传平，沈关心. 2006. 医学免疫学实验. 北京：人民卫生出版社.

曾常茜，陶志华. 2010. 临床免疫学检验实验指导. 北京：中国医药科技出版社.

张文学. 2007. 免疫学实验技术. 北京：科学出版社.

朱道银，吴玉章. 2008. 免疫学实验. 北京：科学出版社.